dumont taschenbücher

W0468852

Thomas Krings, geb. 1949 in Lörrach, studierte Geographie, Ethnologie und Soziologie und promovierte 1979 mit einer Arbeit über die Konfliktbeziehungen zwischen Nomaden und Bauern im Sahel von Obervolta. Nach journalistischer Tätigkeit für Presse und Rundfunk ist er seit 1982 Wissenschaftlicher Mitarbeiter am Geographischen Institut der Freien Universität Berlin und bereitet gegenwärtig seine Habilitation über Kulturen und Agrarsysteme in Mali vor. Zahlreiche wissenschaftliche Publikationen über den Sahel, langjährige Forschungsaufenthalte in Westafrika.

Beatrice Frehn, geb. 1948 in Heidelberg, arbeitet seit 1970 als freie Fotografin für Kunst-, Kultur- und Reisethemen in Hamburg. Ihre herausragenden Aufnahmen sind das Ergebnis verschiedener ausgedehnter Reisen in den Sahel.

Von Thomas Krings ist (mit Fotos von Beatrice Frehn) im DuMont Buchverlag erschienen: Sahel – Senegal, Mali Mauretanien, Niger (DuMont Kultur-Reiseführer)

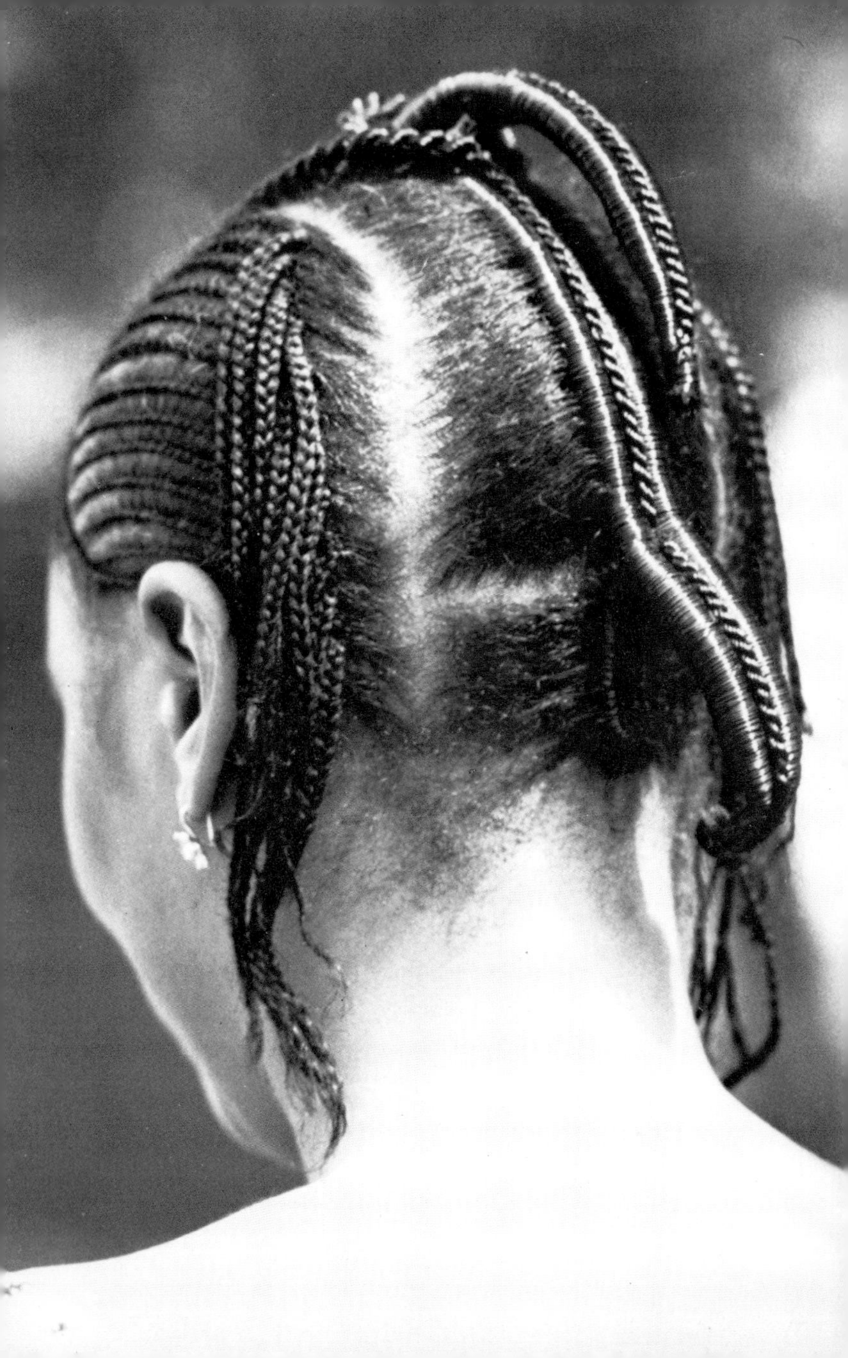

Beatrice Frehn und Thomas Krings

Afrikanische Frisuren

Symbolik und Formenvielfalt
traditioneller und moderner Haartrachten
im westafrikanischen Sahel und Sudan

DuMont Buchverlag Köln

Abbildung Umschlagvorderseite:
Gao-Gao- oder *zoumbou*-Haartracht aus Gao (Mali)
Frontispiz S. 2:
moderne städtische Frisur

CIP-Kurztitelaufnahme der Deutschen Bibliothek

Frehn, Beatrice:
Afrikanische Frisuren : Symbolik u. Formenvielfalt traditioneller u. moderner Haartrachten im westafrikan. Sahel u. Sudan /
Beatrice Frehn u. Thomas Krings. – Erstveröff. –
Köln : DuMont, 1986.
(DuMont-Taschenbücher ; Bd. 175)
ISBN 3-7701-1619-4

NE: Krings, Thomas: GT

Erstveröffentlichung

Satz und Druck: Rasch, Bramsche
Buchbinderische Verarbeitung: Bramscher Buchbinder Betriebe

Printed in Germany ISBN 3-7701-1619-4

Inhalt

Vorbemerkungen

Die Idee zu dem vorliegenden Buch kam mir, als ich erstmals afrikanischen Boden betrat. Ich war von einer Gruppe von Schulmädchen umlagert, die mich sogleich fröhlich wissen ließ, daß die Art, wie ich mein Haar trug – nämlich offen, »wie die Algen im Fluß« –, sie enttäuschte.

Statt mein Haupthaar nach afrikanischer Manier drehen und flechten zu lassen (was auch vorgekommen ist – welch schmerzhafter Prozeß!), widme ich den sahelischen Trägern und Trägerinnen der bizarren, symbolträchtigen, faszinierend schönen Haartrachten dieses Buch. Der Säugling mit spärlichem, jedoch schon zu kunstvollem Filigran geordnetem Flaum, der junge Tuareg-Mann, der erst nach dem Turbanisierungsritual seine Zöpfe für immer verstecken muß, und die reife Frau, die ich immer als Person erlebt habe, der von jedermann Respekt und absoluter Gehorsam entgegengebracht werden – sie alle tragen Wissenwertes über ihre Lebensumstände ins Haar ›geschrieben‹. Ein Kenner weiß sogleich, wen er vor sich hat.

Thomas Krings hat in geduldiger Arbeit die Bedeutung und Hintergründe vieler Frisuren erforscht und zum Text dieses Buches zusammengefaßt sowie ergänzendes Bildmaterial geliefert. Ihm gilt mein besonderer Dank. Die Verwirklichung meiner Idee, afrikanische Kunstfertigkeit und Geduld (das Anfertigen einer Frisur kann sich über mehrere Tage hinziehen!) in Bildern festzuhalten, war nur möglich, weil ich als Frau in den Sahelländern ungehindert reisen konnte. Es ist nie vorgekommen, daß ich mit Respektlosigkeiten etwa nach europäischem Muster konfrontiert wurde. Dafür danke ich aufrichtig allen, mit denen ich im Lauf meiner Fotoreisen zu tun hatte – allen, die mir während zermürbender, endloser Buschtaxifahrten mit heiteren Gesprächen über die Runden halfen, allen, die mich selbstverständlich bei sich aufnahmen (wie die Malier Ulla und Oumar Santara), und allen, die mich durch ihre fröhliche Menschlichkeit vergessen ließen, daß europäischer Komfort und ›Sicherheit‹ in weiter Ferne lagen.

Beatrice Frehn Hamburg, im Januar 1986

Bis zum heutigen Tage kommt der weiblichen Haartracht in Afrika eine eminente sozial-religiöse und magische Funktion zu. Die traditionellen Frisuren im ländlichen Bereich spiegeln stets eine ganz spezifische Lebenssituation, einen bestimmten Zustand der Frau wider, der durch die Gestaltung der Haare unter Verwendung von symbolträchtigem Schmuck und magischem Zierrat für die Mitglieder ihrer Großfamilie und für die übrige Gesellschaft deutlich gemacht wird. Die hochentwickelte Frisurenkunst belegt dabei die besondere Stellung der Frau als Ehegattin, Mutter und Gebärerin menschlichen Lebens in allen afrikanischen Gemeinschaften.

Das vorliegende Buch behandelt im einzelnen sowohl die Haartrachten der sudanischen Bauernvölker als auch die der saharo-sahelischen Nomaden (Mauren, Fulbe, Tuareg), wobei die bestimmenden historischen, kulturellen und sozialen Grundlagen dieser Völker als Erklärungshintergrund jeweils knapp, aber prägnant beschrieben werden. Ein weiterer Teil stellt dem die Frisurenstile im modernen städtischen Milieu gegenüber, wo durch den kontinuierlich zunehmenden westlichen Kultureinfluß und die damit verbundene Akkulturation ein völlig veränderter Lebensstil und neue interessante ästhetische Ausdrucksformen entstehen.

Die einzigartige Vielfalt und die bestechende Ästhetik der afrikanischen Frisuren, die von einer fast grenzenlosen Phantasie zeugen, verdienen nicht nur das Interesse von Völkerkundlern und Afrikareisenden, sondern auch all derjenigen, die sich mit Frisurenkunst, Mode, Kosmetik und Theater beschäftigen.

An dieser Stelle sei allen Institutionen, Ministerien, Bekannten und Freunden in den westafrikanischen Ländern vom Senegal bis Burkina Faso gedankt, die unser dokumentarisches Anliegen über Jahre hinweg unterstützt haben! Besonderer Dank gilt folgenden Personen: M. Abdel Aziz Diallo (Direction Nationale du Patrimoine Culturel, Ministère de la Jeunesse, du Sport et de la Culture, Bamako/Mali); M. Saban Touré (Direction Régionale de la Jeunesse, du Sport et de la Culture, Gao/Mali); M. Aly Dicko (Mopti/Mali); der Präsidentin der Union des Femmes Maliennes (Bamako/Mali); Ulla und Oumar Santara (Segou/Mali).

Thomas Krings Berlin, im Januar 1986

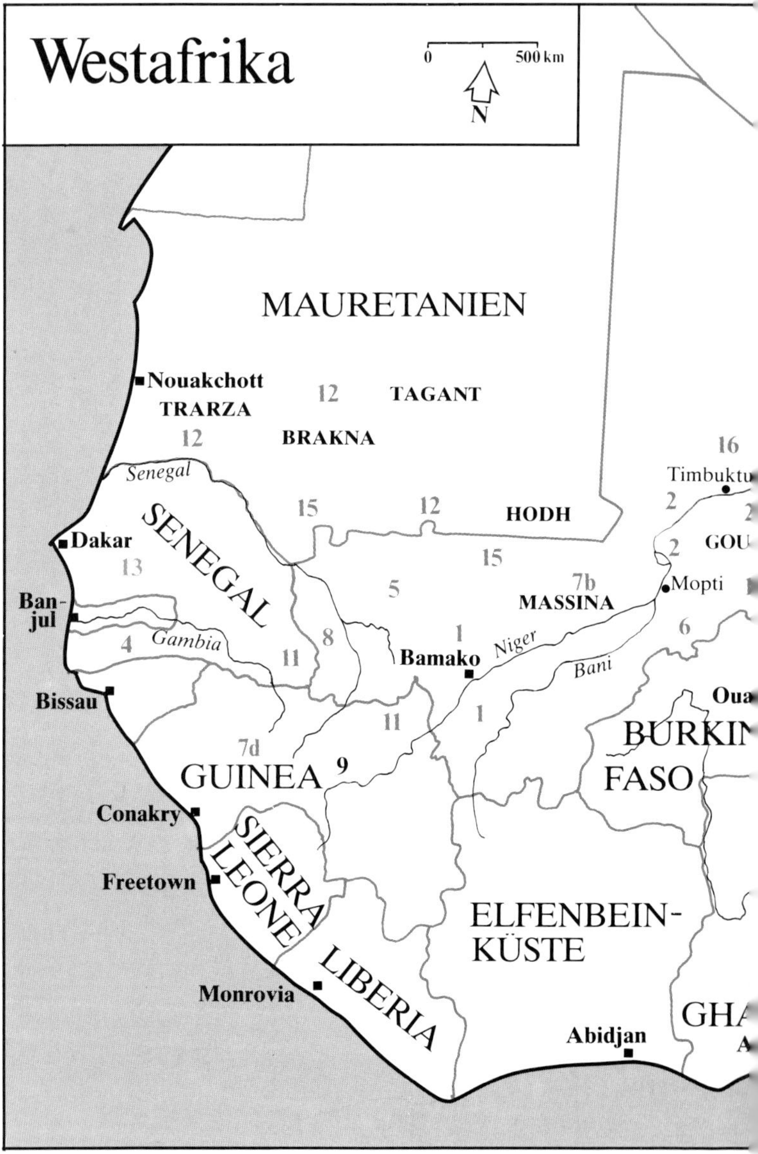

Westafrika
0
500 km
N
MAURETANIEN
Nouakchott
TRARZA
12
TAGANT
12
BRAKNA
16
Timbuktu
Senegal
SENEGAL
15
12
HODH
2
Dakar
2
15
13
5
7b
Mopti
Ban-
jul
MASSINA
6
1
Niger
Gambia
8
4
11
Bamako
Bani
Bissau
11
1
BURKINA
FASO
7d
9
GUINEA
Conakry
SIERRA
LEONE
Freetown
ELFENBEIN-
KÜSTE
LIBERIA
Monrovia
Abidjan

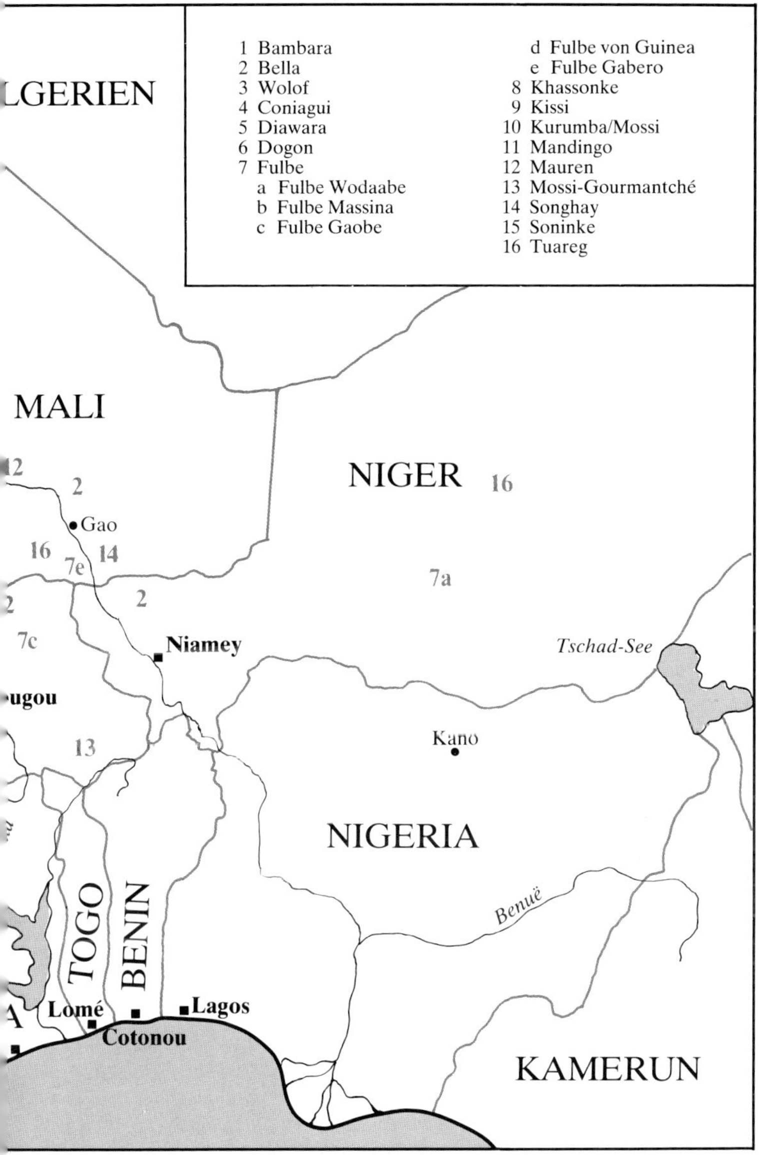
1 Bambara
2 Bella
3 Wolof
4 Coniagui
5 Diawara
6 Dogon
7 Fulbe
a Fulbe Wodaabe
b Fulbe Massina
c Fulbe Gaobe
d Fulbe von Guinea
e Fulbe Gabero
8 Khassonke
9 Kissi
10 Kurumba/Mossi
11 Mandingo
12 Mauren
13 Mossi-Gourmantché
14 Songhay
15 Soninke
16 Tuareg
LGERIEN
MALI
NIGER
16
12
2
Gao
16
7e
14
7a
2
2
7c
Niamey
Tschad-See
ugou
Kano
13
NIGERIA
Benuë
TOGO
BENIN
Lomé
Lagos
Cotonou
KAMERUN

Mali · Niger · Burkina Faso

Verbreitung der Ethnien im Kernraum des westafrikanischen Sahel

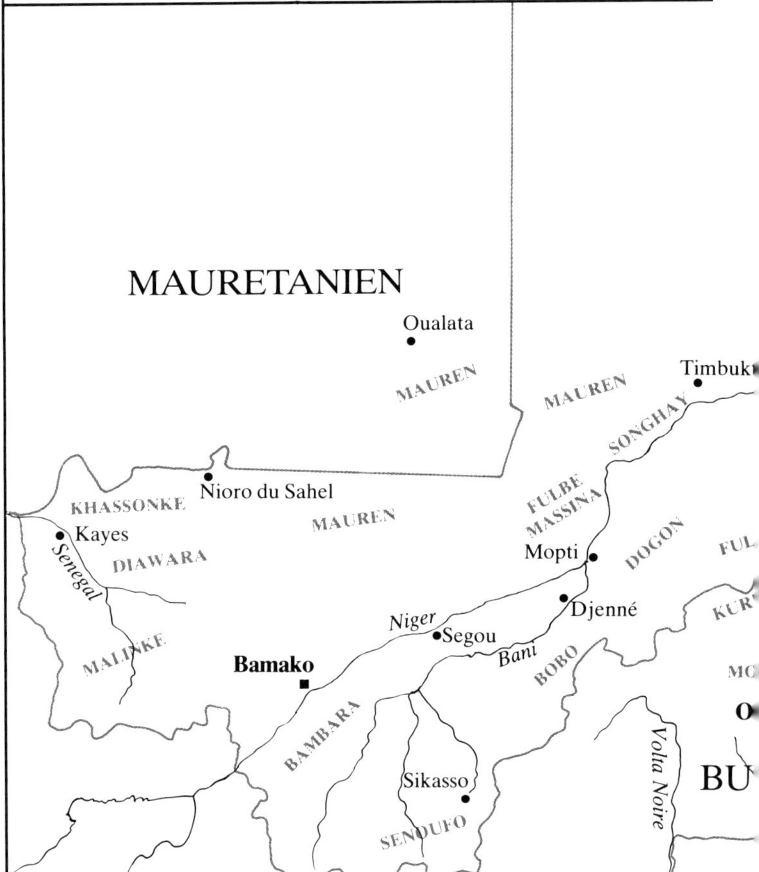

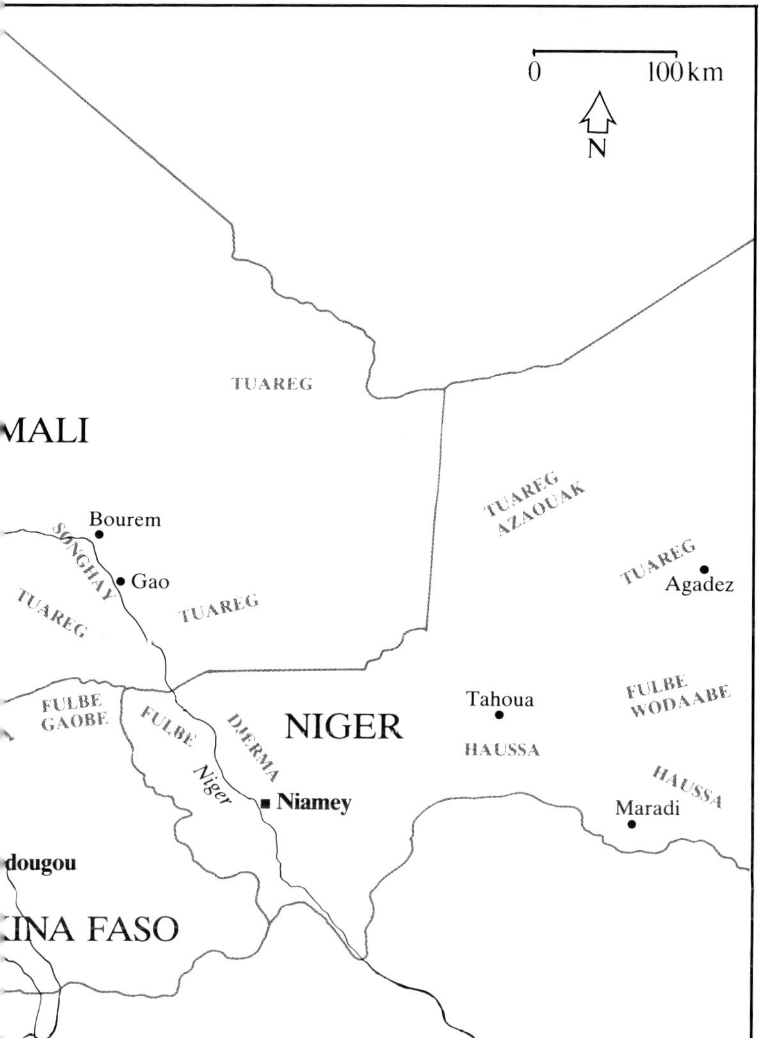

0
100 km
N
TUAREG
MALI
TUAREG
AZAOUAK
Bourem
SONGHAY
Gao
TUAREG
TUAREG
TUAREG
Agadez
FULBE
GAOBE
FULBE
DJERMA
NIGER
Tahoua
FULBE
WODAABE
HAUSSA
Niger
Niamey
HAUSSA
Maradi
dougou
INA FASO

I Körper- und Schönheitskult in Afrika

Afrikanische Frisuren sind der lebendige Ausdruck eines Schönheitskultes, der die große Achtung der Afrikaner vor dem eigenen Körper und der Seele widerspiegelt. Trotz der kolonialen Überfremdung und teilweise vorsätzlichen Zerstörung vieler afrikanischer Kulturen durch die Europäer ist die Vielfalt der Haartrachten noch immer ungebrochen. Weibliche Frisuren sind in Afrika handwerkliche und künstlerische Meisterwerke, die nicht nur große Geschicklichkeit und Kunstfertigkeit erfordern, sondern auch einen ästhetischen Erfindungsreichtum voraussetzen – Fähigkeiten, die von Generation zu Generation weitergegeben werden. Die ästhetische Gestaltung des Haares verleiht der Frau die Attribute der Weiblichkeit, die für das Selbstbewußtsein der Afrikanerin entscheidend sind. Wie Denise PAULME treffend bemerkt, will der frisierte Mensch bei anderen eine Emotion hervorrufen, die man als »ästhetische Provokation« bezeichnen könnte. Durch ihre Frisur wird bei der Frau das ›ich‹ herausgehoben (1954, S. 13). Darüber hinaus sind die weiblichen Prachtfrisuren zweifellos Belege der besonderen Stellung der Frau in den afrikanischen Gesellschaften. Die traditionellen Haartrachten bilden einen konstitutiven Bestandteil in

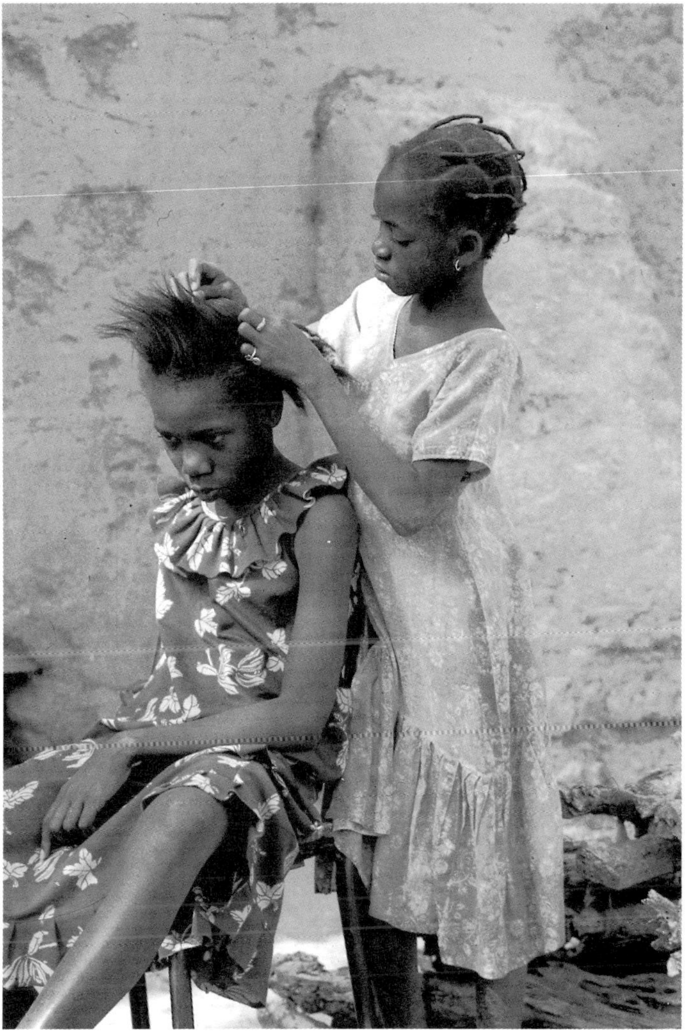

1 Afrikanische Frisuren sind Ausdruck eines ausgeprägten Schönheitskultes

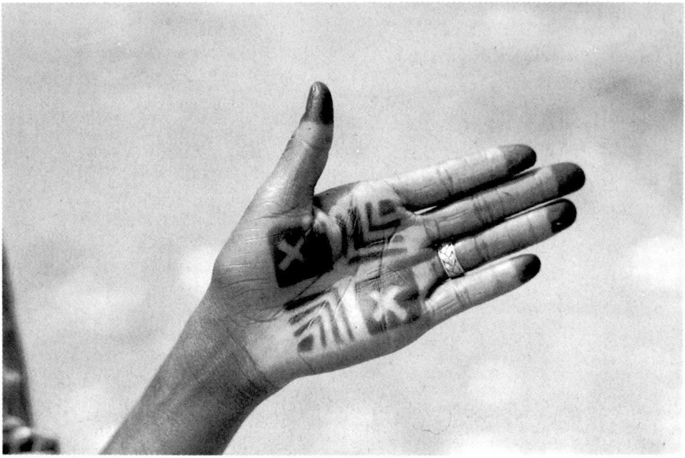

2 u. 3 Afrikanische Frisuren stellen nur einen Aspekt einer umfassenden Körperkultur dar ...

der sozialen und religiös-magischen Lebenswelt der verschiedenen Ethnien, wohingegen die modernen städtischen Kunstfrisuren Ausdruck der aktuellen Mode, der Lebensfreude und des Wettbewerbs unter den Frauen sind.

Afrikanische Haartrachten stellen nur *einen* Aspekt einer umfassenden Körperkultur dar, die Tätowierungen, Bemalungen des Gesichts, der Hände, Füße, ja des ganzen Körpers, aber auch die Kleidung und den vielfältigen Schmuck mit einschließt.* Frisuren und Haarschmuck fügen sich in Afrika als ›Kopfputz‹ zu einer

* Den fast unermeßlichen Reichtum afrikanischer Körperkultur dokumentiert in eindrucksvoller Weise der Fotoband ›Afrika im Schmuck‹ von Angela Fisher (DuMont Buchverlag, 1984)

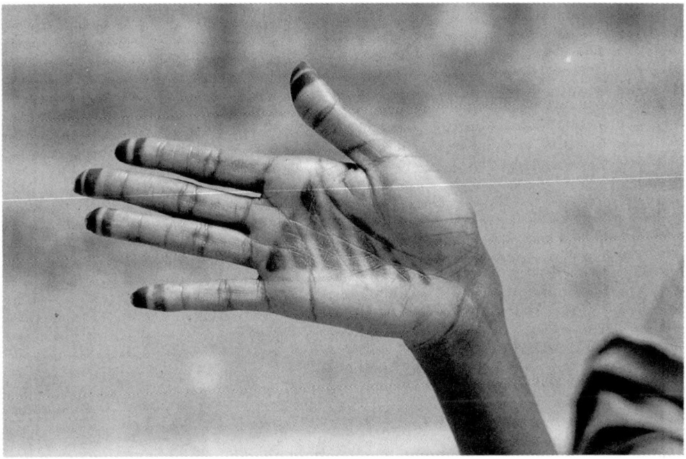

... zu der bei vielen Völkern auch die Bemalung der Hände mit Henna gehört

künstlerisch einmaligen Einheit. In die Zöpfe, Torsaden und Haarhelme werden edle und symbolträchtige Objekte aus kostbaren Materialien (Gold, Silber, Karneol, Bernstein), aber auch bunter, glitzernder ›Talmi‹ (Glasperlen, Plastikknöpfe, Geldmünzen, Muscheln, Staniolpapier von Zigarettenpackungen etc.) hineingearbeitet.

Es mangelt in den europäischen Sprachen an Begriffen, die diese Komplexität des Körper- und Schönheitskultes plastisch machen. Der französische Ausdruck *parure* (deutsch: ›Schmuck‹, ›Geschmeide‹, ›Putz‹) gibt nur einen Aspekt dieses körperästhetischen Komplexes wider. Im Englischen verwendet man in jüngeren Abhandlungen zu diesem Thema Schlagwörter wie *decorated body* oder *vital arts* (vgl. die Arbeiten von PAULME, EBIN, BRAIN, COLE) – Ausdrücke, die ein

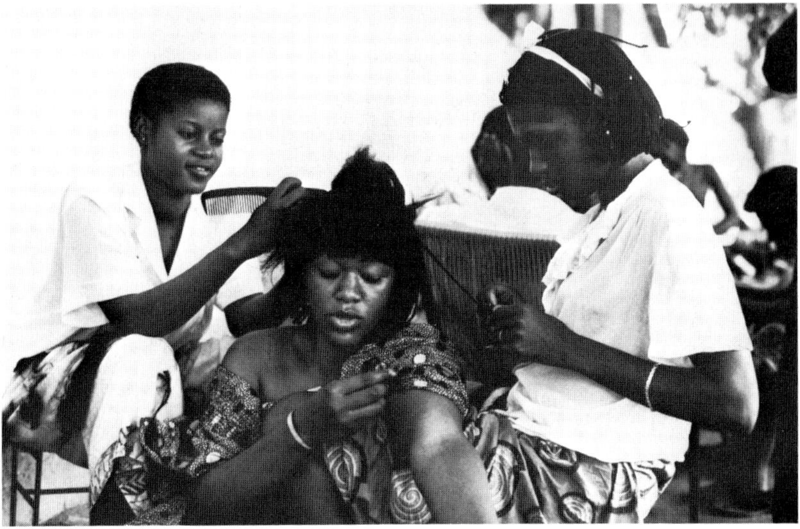

4 Bei der Herstellung der kunstvollen Haartrachten wird ein großer Aufwand betrieben

Phänomen umschreiben, das uns Europäern fremd und unverständlich ist, aber auch exotischen Reiz ausübt.

Die afrikanische Frisurenkunst ist fest eingegliedert in die soziale Lebenswelt des Kontinents, in der der Faktor Zeit eine andere Bewertung erfährt als in unserer Kultur. Der Aufwand, mit dem die Selbstverschönerung betrieben wird, setzt nämlich einen souveränen Umgang mit der Zeit voraus. In den tropischen Ländern Afrikas verbringen die Frauen die heißen Stunden am Nachmittag gemeinschaftlich im Schatten der Häuser, Bäume oder Zelte und füllen diese Zeit schöpferisch mit handwerklichen Tätigkeiten aus, zu denen auch das Frisieren gehört. Stunden- bis tagelang lassen sich Frauen und Mädchen von einer Frisurenkünstlerin,

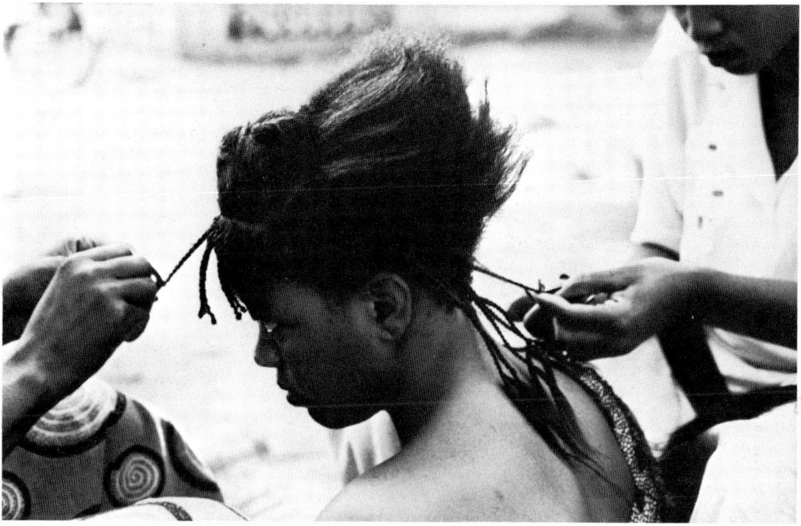

5 Verschiedene Techniken des Flechtens, Nähens, Modellierens und Applizierens kommen zur Anwendung

die eine professionelle Friseuse oder aber eine Freundin, Schwester oder Tochter sein kann, schmücken. Das gegenseitige Frisieren, die gemeinschaftliche Selbstverschönerung hat damit auch kommunikative Funktionen und ist ein Zeichen für den kultivierten, freundschaftlichen Umgang der Afrikanerinnen untereinander, die bei diesen Gelegenheiten in völlig entspannter Atmosphäre über ihre intimsten persönlichen Probleme, Wünsche und Sehnsüchte reden.

Das Herstellen von Haartrachten ist ein künstlerisches Handwerk, bei dem verschiedene Techniken des Flechtens, Nähens, Modellierens und Applizierens zur Anwendung kommen. Das natürlich gewachsene Kopfhaar wird unter Verwendung von künstlichen

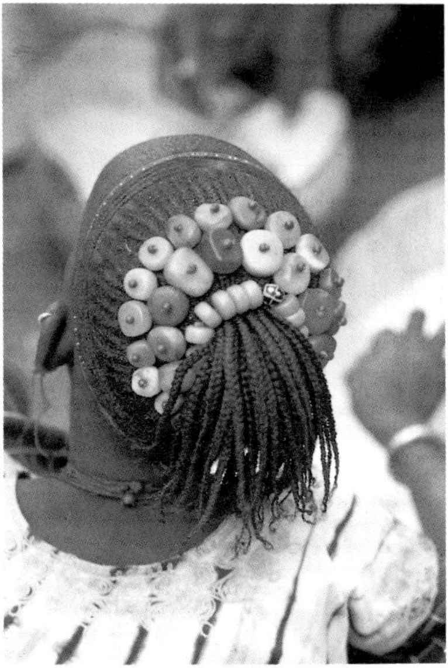

6 Bernstein-Haarschmuck einer Fulbe Massina-Frau

Materialien wie Pflanzenfasern (Sisal, Dah), Synthetikhaar, Lederriemchen, Pomade, Lehm und Stoffteilen verstärkt und wie eine Plastik regelrecht modelliert. Mit Nadel und Faden werden Zöpfe und Torsaden mit künstlichen Haarteilen und Schmuck vernäht, von Hand die Lehmzöpfe geformt und Applikationen aufgesetzt. Diese Prozeduren sind nicht nur zeit-, sondern auch kostenaufwendig. Nicht selten werden für solche Kunstfrisuren Preise zwischen 20 und 100 DM gezahlt, wobei die Frisurenkünstlerin neben ihrer Entlohnung in Geld noch Geschenke und kostenlose Verpflegung erhält. Berühmte, erfahrene Friseusen sind vor großen sozialen Ereignissen wie Hochzeiten und religiösen Festen oft wochenlang mit Aufträgen ausgebucht.

Heute begegnen wir in Afrika zwei Grundtypen von Frisuren. Es sind dies zum einen die traditionellen Haartrachten im ländlichen Bereich, die einen bestimmten Stil einer Ethnie repräsentieren, zum anderen die ›modernen‹ Frisuren in den Städten, wo sich seit zwei bis drei Generationen der westliche Kultureinfluß bemerkbar macht. Traditionelle Frisuren findet man nur noch in entlegenen, küstenfernen Regionen, die verkehrsmäßig kaum erschlossen sind, dort, wo die herkömmlichen Sozialsysteme und metaphysisch-kosmologischen Vorstellungen noch weiterleben. Durch die immer rascher fortschreitende Verwestlichung auch der ruralen Gesellschaften wird in nicht allzu ferner Zukunft der Reichtum der traditionellen Frisurenstile endgültig der Vergangenheit angehören. Aus diesem Grund erscheint es als ein wichtiges dokumentarisches Anliegen, auf die noch verbliebenen Reste der einstigen Frisurenvielfalt der afrikanischen Völker aufmerksam zu machen. Dies ist auch für das Verständnis der modernen städtischen Haartrachten bedeutsam, die viele ihrer Vorbilder in den alten Stammesstilen haben und diese heute zu einem Allgemeingut der Städterin werden lassen.

II Haarmagie und Symbolik der weiblichen Haartracht

1 Frisur als Anzeiger einer Lebenssituation bzw. eines Lebensabschnitts

Wenden wir uns zunächst den traditionellen Haartrachten zu. Welches sind ihre wesentlichen Merkmale und welche Bedeutung liegt ihnen zugrunde? Wie bereits erwähnt, existieren bei vielen afrikanischen Völkern ethnisch spezifische Frisuren, die es erlauben, ›auf einen Blick‹ eine Maurin von einer Fulbe-Frau zu unterscheiden. Die Frisur ist – wie die Art der Körpertätowierung und -bemalung, die traditionelle Kleidung und der Schmuck – ein Zeichen, ja, eine symbolische Sprache, die es den Mitgliedern einer Gruppe ermöglicht, sich gegenseitig zu erkennen und miteinander zu kommunizieren. Darüber hinaus zeigt die Haartracht in Afrika immer entweder einen Zustand eines Individuums oder deutet auf eine spezifische Lebensphase, in der sich die oder der Frisierte befindet. Die eminent wichtige Stellung der Frau in der afrikanischen Gesellschaft als Gebärerin menschlichen Lebens bedingt eine besondere Hervorhebung gerade der weiblichen Lebensphasen und ›Zustände‹. Durch die Frisur unterscheidet sich das junge Mädchen von der eben erst verheirateten Frau oder der alten Matrone. An der Art der Haartracht erkennt ein jedes Mitglied einer bestimmten Gesell-

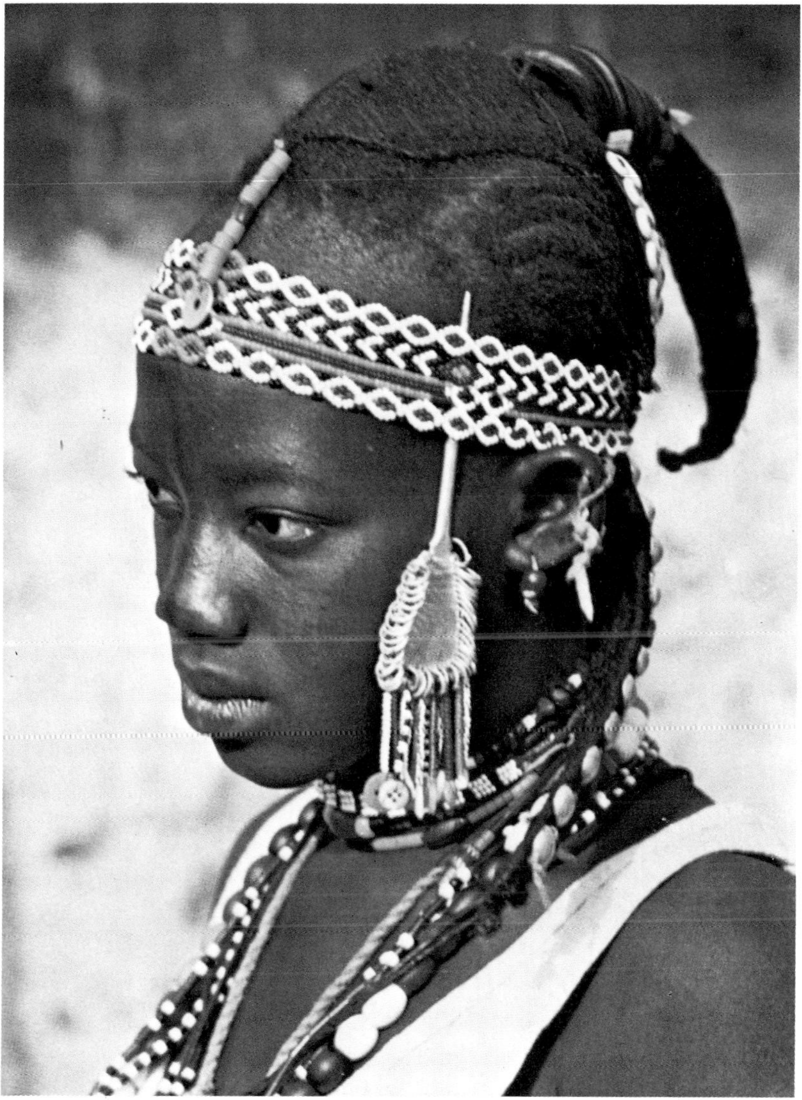

7 Frisur einer jungen Frau bei den Malinke in West-Mali (Region Kenieba)

schaft, ob er eine schwangere Frau, eine um ihren jüngst verstorbenen Ehemann trauernde Witwe oder eine Frau in der Menopause vor sich hat.

2 Haartrachten in bezug zu Altersklassen und Sozialsystemen

Bereits nach den ersten Lebenstagen, spätestens aber nach der rituellen Namensgebung bei der Taufe erhält das Kleinkind seine erste ›Frisur‹, wobei bei den meisten afrikanischen Völkern dem Neugeborenen der Kopf kahl rasiert wird. Bei vielen Stämmen in Westafrika dürfen nur bestimmte Personen, männliche Angehörige besonderer Kasten *(Griots,* Schmiede, Lederhandwerker) oder Sklaven die Rasur des Kleinkindes durchführen, weil man meint, daß den Haaren magische Lebenskräfte innewohnen, mit denen nur solche Personen umzugehen verstehen. Mit diesem rituellen Akt der ersten Kopfrasur tritt das Kind in die menschliche Gesellschaft ein und wird deren vollwertiges Mitglied.

Bei den Knaben verändert sich die Frisur gemäß der in Afrika allgemein üblichen Altersklassengliederung ab dem 5. Lebensjahr. Anstatt den Kopf völlig zu rasieren, läßt man nun auf dem Hinterkopf, über der Stirn oder symmetrisch oberhalb der beiden Schläfen einzelne Haarbüschel stehen. Die geometrisch angeordneten Haarbüschel werden zu Zöpfchen, Haarstreifen und ›Hahnenkämmen‹ (Bambara, Khassonke) gestaltet, die meistens von der Stirn über den Hinterkopf bis zum

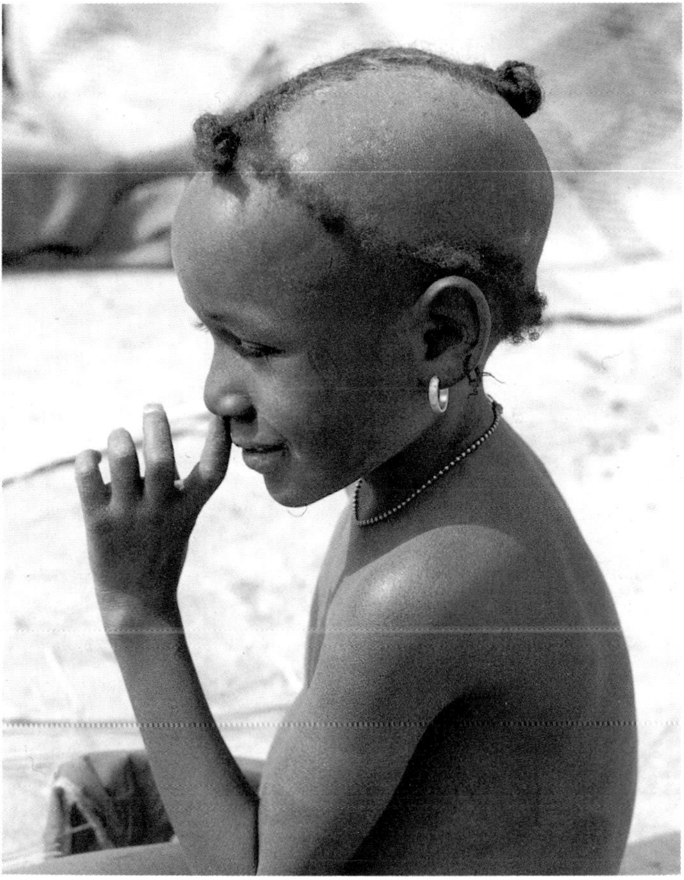

8 Mädchenhaartracht bei den Tuareg

Nacken reichen. Jede dieser geometrischen Haarfiguren stellt ein Symbol für die Clanzugehörigkeit, den sozialen Rang, die Mitgliedschaft in einer Kaste, das Merkmal einer Altersklasse oder ein Zeichen für das Geschlecht dar.

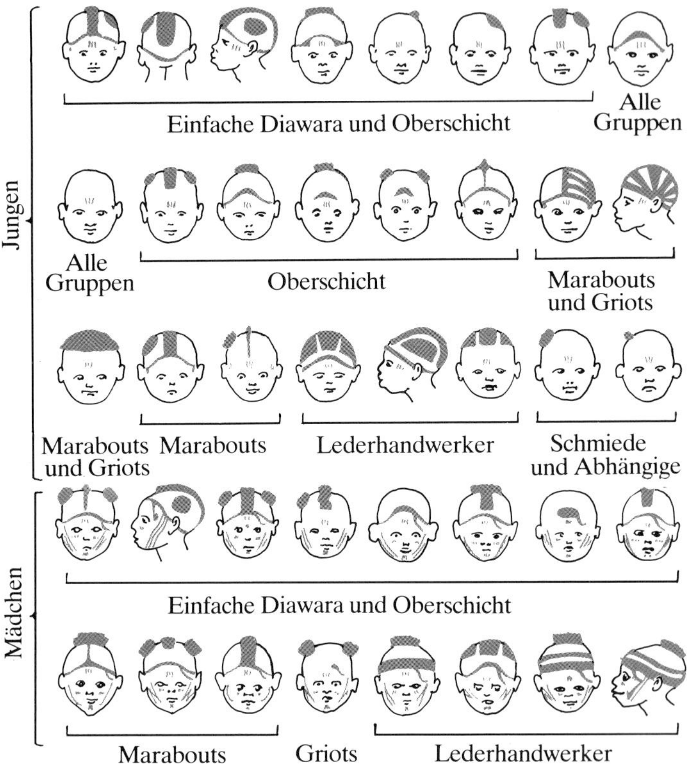

9 Kinderfrisuren als Anzeiger von Kasten- und Geschlechtszugehörigkeit bei den Diawara (Nordwest-Mali); entnommen aus: G. Boyer, 1953, S. 68

Einen anschaulichen Überblick über die ungeheure Vielfalt der Frisuren von unbeschnittenen Knaben und Mädchen vor dem 12. Lebensjahr findet sich in der Studie von G. Boyer (1953) über die Diawara, ein traditionsreiches sudanisches Volk, die entfernten Nachkommen der Herrscher des mittelalterlichen Reiches

Ghana. Obwohl die Diawara seit Jahrhunderten islamisiert sind, haben sie ein rigides Altersklassensystem und viele andere animistische Züge bewahrt, was gerade in dem Reichtum der traditionellen Haartrachten zum Ausdruck kommt. Die nebenstehende Abbildung zeigt besser als umständliche Beschreibungen die Frisurenvariationen in Abhängigkeit von der sozialen Schicht und von der Kastenzugehörigkeit der Diawara-Kinder.

Vergleichbare Altersklassen-Frisuren finden wir bei zahllosen anderen afrikanischen Völkern. Die senegalesischen Wolof beispielsweise lassen ihren kleinen Töchtern runde Haarbüschel stehen, während die Bambara-Mädchen in Mali ein dichtes Haarknäuel über der Stirn tragen, wobei das Knäuel häufig aber auch zu einem Zopf geflochten und über den Kopf gelegt wird. Manchmal fällt der Zopf bis in den Nacken, wo ein kleiner Fayence- oder Muschelring das Haar zusammenhält. Ab dem 9. Lebensjahr läßt das Bambara-Mädchen seine Haare wachsen, die nun in zahllose Zöpfchen zum Hinterkopf hinaufgeflochten werden, oder aber man teilt das Haar in vier Teile zu einer kreuzförmigen Zopffrisur, wobei zwei Zöpfe hinter den Ohren herabfallen, einer über die Stirn und einer bis in den Nacken gelegt wird (vgl. BADUEL, C./MEILLASSOUX, C., 1975, S. 12). Die Khassonke-Mädchen tragen vor ihrer Beschneidung vier Haarbüschel *(dyugundin)*, zwei auf dem Mittelscheitel, eines über dem Nacken und ein viertes über der Stirn als sogenannte ›Löwenmähne‹ *(sefo)*. Ein breites Haarband verbindet die Haarbüschel von der Stirn bis zum Nacken als ›Eselsmähne‹ *(fali-dyago)*. (Vgl. Ch. MONTEIL, 1915, S. 78.)

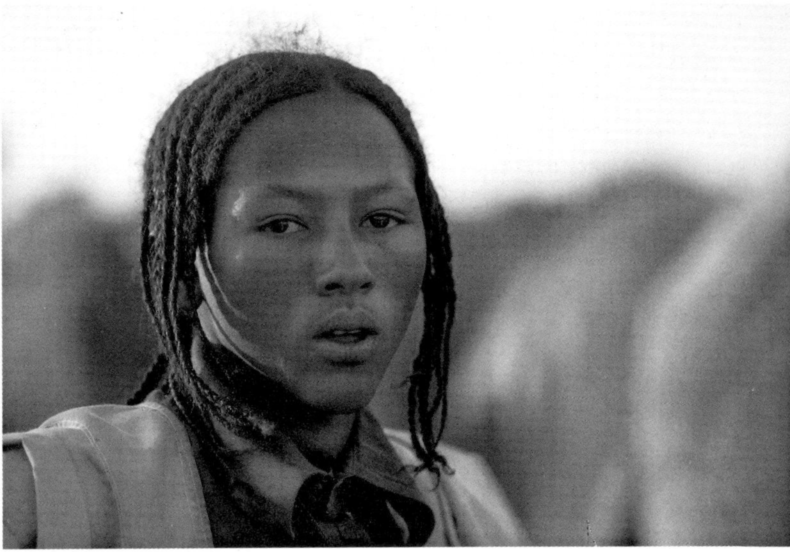

10 Junge Tuareg-Männer flechten die Haare zu langen Zöpfen (In Gall, Niger)

Eine ähnlich große Bedeutung messen auch die nomadischen Viehzüchtervölker wie beispielsweise die berberischen Tuareg im nigrischen Sahel den verschiedenen Haartrachten zwischen dem Kindes- und Erwachsenenalter bei. Auch diese Frisuren stellen eine lebendige Versinnbildlichung der *rites de passage* dar, der rituellen Lebensphasen, die ein Mensch im Laufe seiner Existenz durchläuft.

Die Tuareg-Knaben, ein freies Leben in der Wildnis gewohnt, laufen bis zum 5./6. Lebensjahr meist völlig unbekleidet umher, ihr langes, nur wenig gekraustes schwarzes Haar wächst wild und ungebändigt. Nur selten wird es von der Mutter etwas gekürzt. Ab dem

11.–13. Lebensjahr beginnen die Jungen, sich die Haare zu flechten, und kurz vor ihrer rituellen Turbanierung um das 16. Lebensjahr, die den Eintritt in das Erwachsenenalter markiert, ist die Länge ihrer Zöpfe Gegenstand einer konkurrierenden Eifersucht. Manche Tuareg-Jünglinge verstecken ihre Zöpfe später unter dem Turban *(tiggilmust)*, andere lassen die Zöpfe lässig aus dem Kopfschleier heraushängen, so daß sie auf die Schultern baumeln. Lange Zöpfe *(tijikad)* sind bei den nigrischen Tuareg-Jünglingen den Angehörigen der Adelskaste der Krieger *(imajaren)* vorbehalten, während die jungen Männer der Vasallenkaste *(imghad)* sich mit kürzeren Zöpfen begnügen müssen. Schöne lange Zöpfe gelten als Zeichen der Männlichkeit und zeigen an, daß der Jüngling aus einem ›guten Zelt‹ stammt. Dagegen rasiert sich der größte Teil der Marabout-Söhne *(ineslemen)* bereits frühzeitig, noch bevor sie den Turban anlegen, den Kopf. Erst als ›reife‹ Männer mit etwa vierzig Jahren trennen sich auch die Adligen und Vasallen-Männer von ihren Zöpfen, dem Stolz ihrer Jugend. Durch diesen Akt tritt der Mann nun in die Altersgruppe der respektablen Honoratioren ein, die in der Mitte des Lebens stehend die Verantwortung für ein ganzes Nomadenlager tragen (vgl. E. Bernus, 1981, S. 144ff.).

Exkurs über Männerfrisuren

Wie wir aus dem oben geschilderten Beispiel, aber auch aus Berichten europäischer Forschungsreisender des 18. und 19. Jahrhunderts entnehmen können, waren aufwendige Haartrachten früher keineswegs das Privi-

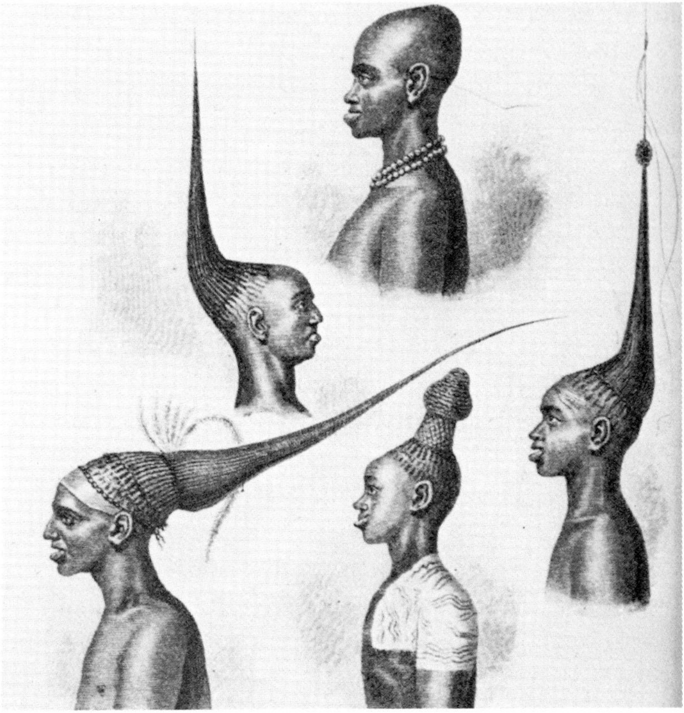

11 Frisuren von der Guineaküste (18./19. Jahrhundert); entnommen aus: E. Beuchelt, 1981, S. 160ff.

leg der Frauen. Bis vor einer Generation schmückten sich die Coniagui im nördlichen Guinea nach ihren Pubertätsriten (i. e. nach der Beschneidung) mit schulterlangem, geflochtenem Haar und hoch aufgesteckten Hahnenkammfrisuren, die als männliches Schönheits- und Machtsymbol galten. Zu den alljährlichen Initiationsfeierlichkeiten tragen die jungen Männer dieses Volkes noch heute bis zu 80 cm hohe, scheibenförmige ›Hahnenkamm‹-Haaraufsätze, welche auf ein Gestell aus gebogenen Bambusstäben montiert und mit einem Palmblattgeflecht sowie bunten Stoffbändern und Vogelfedern bespannt sind. Die Übergänge von der Frisur zum Maskenaufsatz sind in diesem Falle fließend.

Bei den Küstenvölkern der südlichen Elfenbeinküste trugen viele Männer zu Beginn des vorigen Jahrhunderts dicke, geflochtene Zöpfe, die mit Palmöl und roter Laterit-Erde eingefärbt wurden, außerdem war es Sitte, die Fingernägel so lang wie möglich wachsen zu lassen. Die Eitelkeit der Männer ging so weit, daß sie sich Haarteile von ihren Frauen ausliehen, um damit turmartige Frisuren zu gestalten, die gelegentlich das Aussehen von Hüten hatten (vgl. BADUEL C./MEILLASSOUX, C., 1975, S. 17, und Abb. 11).

Von den Kissi im Bergland von Guinea berichtet D. PAULME, daß noch in den fünfziger Jahren manche Greise die herkömmliche Altmänner-Haartracht trugen. Das lang gewachsene Haupthaar wurde dabei längs über den ganzen Kopf in drei Büschel aufgeteilt, die durch zwei durchgehende Scheitel voneinander getrennt waren. Jedes Haarbüschel endete in einem wohlgeflochtenen Zopf (D. PAULME, 1954, S. 58ff.).

Daß langes, geflochtenes Haar bei vielen afrikanischen Völkern gleichbedeutend mit der Vorstellung von Macht und Stärke gewesen sein muß, dafür liefern semantische Analysen bestimmter Worte den Beleg. In der Soninke-Sprache ist der Ausdruck ›geflochtenes Haar tragen‹ identisch mit der Bedeutung ›über Macht verfügen‹. Im alten Reich Ghana, das dem heutigen Siedlungsgebiet der Soninke (Sarakolle) im nordwestlichen Mali und südlichen Mauretanien entspricht, ließ sich der Thronanwärter vor seiner Inthronisierungszeremonie die Haare flechten. Diese Frisur war in der Frühzeit des Ghana-Reiches den nichtislamischen Jägern vorbehalten. Wenn heute bei den Soninke von ihren ›ungläubigen‹ Vorfahren die Rede ist, bekennen die Leute voller Scham, daß ihre Vorväter einst lange Zöpfe trugen (BADUEL, C., MEILLASSOUX, C., 1975, S. 18).

3 Haare und Frisuren in bezug zu Magie und Sexualität

Haare sind bei vielen Naturvölkern, aber auch in sogenannten ›zivilisierten Gesellschaften‹ etwas Besonderes. Bei den ›primitiven‹ Völkern gelten die Haare, Finger- und Fußnägel, das Blut, der Schweiß und die Exkremente als Träger von Lebenskraft oder der Lebensseele. Entsprechend kommt dem Aussehen der Haare eine große Bedeutung zu. Bei den Griechen des Altertums waren Haare gleichbedeutend mit dem männlichen Samen; üppiges, volles Haar des Mannes wurde mit einer besonderen Potenz in Verbindung gebracht. Langes Kopfhaar trugen die biblischen Gestalten Samson und Esau, die über außerordentliche Körperkräfte, aber auch über eine bedeutende Seelenstärke verfügten. In der christlichen Ikonographie finden sich die Propheten Moses, Elias und Johannes der Täufer bärtig, langhaarig und gelegentlich mit Fellen von wilden Tieren bekleidet dargestellt. In diesem Falle ist die Behaarung ein Symbol für die besonderen spirituellen Kräfte. Kurz geschnittenes Haar bzw. ein kahl rasierter Kopf gelten allgemein als Zeichen der Zurückweisung der Welt und der Verleugnung der irdischen Lüste. In den christlichen Mönchsorden des Mittelalters war es – wie übrigens heute noch bei den buddhistischen Orden – üblich, den Adepten die Haare abzurasieren. Mit dem rituellen Scheren der Haare dokumentierten die Griechen ihre Trauer um einen Verstorbenen; das Kopfhaar des Trauernden wurde zusammen mit dem Leichnam bestattet. Andererseits ist der Akt des Haarescherens auch ein Symbol für Unterwerfung: So ließ etwa Caesar als Zeichen seines Sieges über die Gallier den besiegten Gaufürsten die Haare abschneiden.

Für den englischen Psychoanalytiker Charles Berg sind die Kopfhaare ein universelles Symbol der männlichen Sexualorgane; die Haare werden symbolhaft mit dem Phallus und dem männlichen Samen gleichgesetzt. Nach Berg gelten in den westlichen Gesellschaften ungekämmte, aufrecht stehende Kopfhaare als sozial nicht akzeptabel, da sie vermeintlich eine ungezügelte Sexualität offenbarten. Ein ›anständiger‹ Mann trägt deshalb in unserer Kultur das Haar kurz geschnitten und gekämmt (vgl. Brain, 1979, S. 118ff.) – eine Norm, die zumindest bis vor wenigen Jahren Gültigkeit hatte.

Auch das lange weibliche Haar ist Träger sexueller Symbolik. Im katholischen Milieu Südeuropas betreten die Frauen nur mit einem Kopfschleier die Kirche; offen gezeigtes Haar gilt als aufreizend und unschamhaft. Bereits in der Bibel trugen als Sünderinnen und Prostituierte bekannte Frauen wie beispielsweise Maria Magdalena langes, unbedecktes Kopfhaar. In der altjüdischen Gesellschaft flocht die züchtige Frau ihr Haar zu Knoten und Zöpfen, die sie unter einem Kopfschleier verbarg. Bei den Juden Osteuropas war es bis in das vorige Jahrhundert Sitte, nach der Hochzeitsnacht der Frau die Haare zu scheren. Durch diesen rituellen Akt wurde die Frau ganz zum Eigentum des Mannes, ihre Reize sollten vermindert werden, um sie für andere Männer unattraktiv erscheinen zu lassen (vgl. SOMOGYI, 1982, S. 105ff.).

Auch in Afrika sind die Haare der Frau ein ›Körperteil‹, der mit der größtmöglichen Scham behandelt wird. In

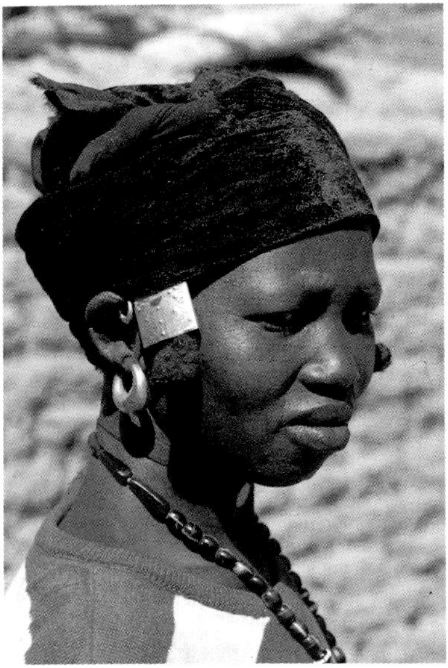

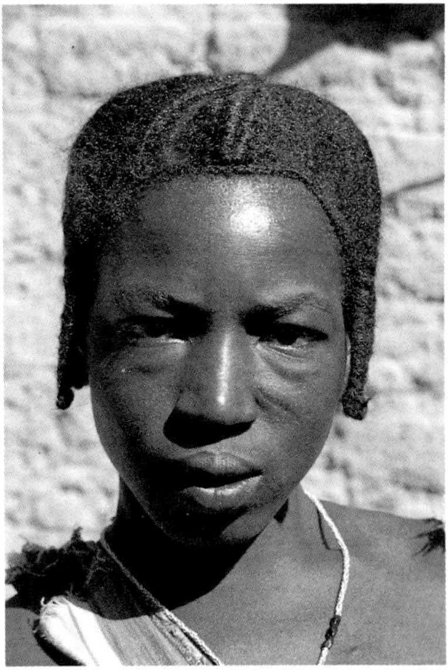

den entlegenen ländlichen Gebieten ist es für eine Frau eine Selbstverständlichkeit, ihre Haare mit einem Kopftuch oder Schleier vor der Öffentlichkeit zu verbergen. Dies gilt in besonderem Maße für die Bereiche der islamischen arabo-berberischen Kultur (Tuareg, Mauren). Nur der Ehemann oder Frauen gleichen Alters haben im privaten Bereich eines durch fensterlose hohe Mauern von der Außenwelt abgeschirmten Hauses oder im schützenden Nomadenzelt das Recht, die weibliche Frisurenpracht zu erblicken. Vielfach symbolisiert die Form bestimmter Zöpfe und Haarknoten, die sich um Ziermuscheln legen, die Genitalorgane des Mannes oder der Frau, weswegen die Frisur niemals öffentlich gezeigt werden darf. Aus diesen Gründen ist es für Fremde sehr schwer, die Haartrachten verheirateter Frauen im traditionellen Milieu zu betrachten oder gar zu fotografieren.

Wie sehr die weibliche afrikanische Haartracht in die Fruchtbarkeitsmagie eingebunden ist und auf die Geheimnisse der Fortpflanzung hindeutet, sei im folgenden am Beispiel der Dogon-Frauenhaartracht verdeutlicht.

◁ 12 u. 13 Frauenhaartrachten bei den Dogon südlich von Douentza (Mali); Abb. 12 zeigt das Samtkopftuch der verheirateten Frau (vgl. S. 38)

III Darstellung und Interpretation von Haartrachten am Beispiel ausgewählter Ethnien in Sudan, Sahel und der Sahara

1 Symbolik der Haartracht der Dogon-Frau

Die Lage ihres Siedlungsgebietes im Bereich des felsigen Plateaus und der Schichtstufe (›Falaise‹) von Bandiagara, fern der größeren Städte Malis, beließ die Dogon bis in die Gegenwart hinein in einer Isolation, in der sich ihre einmaligen kulturellen und religiösen Traditionen weitgehend behaupten konnten. Zugleich machten die seit den dreißiger Jahren einsetzenden systematischen ethnologischen Untersuchungen unter der Leitung von Marcel GRIAULE die Dogon zu einem der am besten erforschten Bauernvölker des Sudan. Konzentrierte sich das Interesse zu Beginn auf die hoch entwickelten kosmologisch-religiösen Systeme, die Lingusitik, das Maskenwesen sowie die Sozial- und Familienorganisation, wurden nach dem zweiten Weltkrieg stärker psychosoziale Aspekte der Dogon-Kultur erforscht. In einem Aufsatz von Germaine DIETERLEN (1973) über das ›Bild des Körpers und die Bestandteile der Person bei den Dogon‹ (verfaßt anläßlich eines vom Centre National de la Récherche Scientifique in Paris 1973 veranstalteten Kolloquiums über die ›Bedeutung der Person in Schwarzafrika‹) finden sich aufschlußreiche Ausführungen zur mythisch begründeten sexuellen

Symbolik der Dogon-Frauenhaartracht. Es sind an dieser Stelle einige Bemerkungen über die magischen Fruchtbarkeitszeremonien der Dogon notwendig, um den mythisch-sexuellen Frisurenkomplex zu verstehen:

»In der Umgebung des Dogon-Großdorfes Sangha oberhalb der Steilstufe von Bandiagara war es üblich, daß der Mann seiner künftigen Ehefrau im Augenblick ihrer ersten Regelblutung einen Fisch, das Exemplar des in Westafrika häufigen Flußwelses *(Clarias senegalensis)* zum Geschenk machte. Dieser Wels trug den Namen *punulu isu* (d. h. ›der Fisch der Regelblutung‹) ... Im Hause der menstruierenden Frauen verzehrte das Mädchen den Fisch einschließlich des Kopfes mit Ausnahme der Gräten zusammen mit einer Schale Reis. Man nahm an, daß der Fisch sich vertikal in den Schoß der Frau lege, wobei sein Kopf den Uterus berühre. Er wurde zu einem wachsenden Foetus, der die vier ›Seelen des Geschlechts‹ enthielt, *ogo kikunu,* die Seele des möglichen künftigen Kindes, die zwei Paare unterschiedlicher Geschlechter bildeten ... Doch war der künftige Foetus in Wirklichkeit noch nicht im Leib des Mädchens, wie ihr Blut, das zunächst einen Knorpel und dann die Form der Brustflossen des Welses bildete. Erst nach Beendigung der Hochzeit und nach dem ehelichen Beischlaf erfolgte die Befruchtung, die nun eine Entwicklung des Fisch-Foetus einleitete, den die Frau bereits seit der rituellen Mahlzeit in sich trug.« (Übertragung des Verfassers nach DIETERLEN, 1973, S. 219.)

In welcher Beziehung steht nun dieses mythische Bild des ›Regelblutungsfisches‹ zur Frauenhaartracht der Dogon? Wie DIETERLEN weiter ausführt, blieb dieses Bild von der Befruchtung und dem Wachstum des ›Fisch-Foetus‹ das gesamte Leben der Frau hindurch erhalten, indem der ›Fisch-Foetus‹ in der Haartracht des jungen Mädchens und später in der der verheirateten Frau nachgebildet wurde.

Bis zur ersten Regelblutung trug das Mädchen sein Haar über der Sagitallinie zu einem Wulst hochgekämmt, der den Wels symbolisierte. Die Zöpfe, die über dem Nacken abstanden, bildeten den Fischkopf, und der längste Zopf, der bis zur Stirn herabreichte, stellte die Schwanzflosse dar. Nach der ersten Regelblutung wurde die Frisur in entgegengesetzter Richtung gestaltet, d. h. der ›Fischkopf‹ ragte nun über die Stirn, und die ›Schwanzflosse‹ lag über dem Nacken. Den einzigen Schmuck bildete früher eine Fischgräte im Nackenknoten der Frisur. Die Gräte stammte aus der Brustflosse des anläßlich der rituellen Mahlzeit verspeisten Fisches. Früher war es üblich, daß der Dorfschmied aus dieser Flossengräte einen schmalen Haarkamm mit drei ungleichmäßigen Zähnen schnitzte, den die Frau nachts in das Vorderteil ihrer Frisur steckte.

Unmittelbar nach ihrer Hochzeit legte die Frau über ihre Haartracht ein schwarzes Kopftuch aus Samt (vgl. Abb. 12) – die schwarze Farbe des Stoffes gilt bei den Dogon als Symbol des Wassers. So behielt die verheiratete Frau auf ihrem Kopf einen nachgebildeten ›Fisch-Foetus‹, den sie auszutragen wünschte und der im ›Fruchtwasser‹ (= schwarzes Kopftuch) der Frau präfiguriert war. Die Fisch-Fruchtbarkeits-Symbolik übertrug sich auch auf den übrigen Körperschmuck: Die mit Ringen geschmückten Ohren der Frau versinnbildlich-

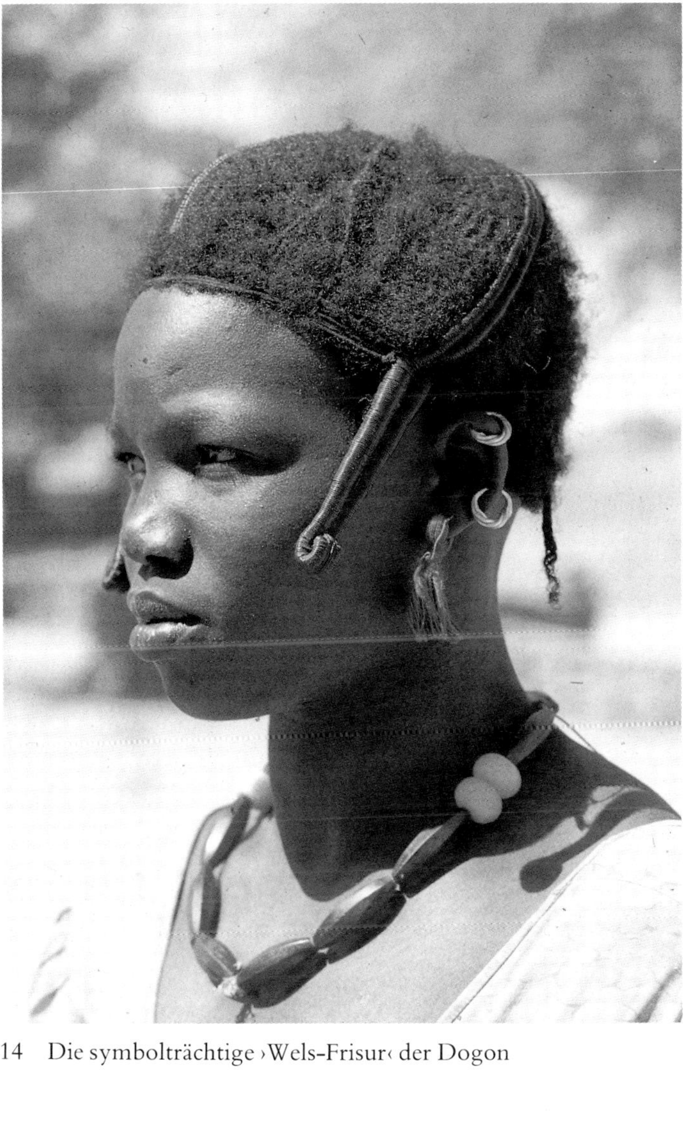

14 Die symbolträchtige ›Wels-Frisur‹ der Dogon

ten das Innere der Kiemen des Welses, die roten Perlen, die die Nase zierten, stellten seine seitlichen Barthaare dar. Wenn sich die Schwangerschaft verzögerte, ließ die Frau Tätowierungen auf ihrem Unterleib anbringen, die schematisch die Gräten des Welses nachzeichneten, um eine Befruchtung positiv zu beeinflussen (vgl. Dieterlen, 1973, S. 227).

Das Beispiel der traditionellen Dogon-Haartracht zeigt auf plastische Weise, wie stark die Frisur und auch der übrige Körperschmuck zentrale Fruchtbarkeitsvorstellungen und die besondere Rolle der reifen Frau als Gebärerin menschlichen Lebens widerspiegeln.

2 Haartrachten der Kurumba von Burkina Faso (Obervolta)

Bei den Nachbarvölkern der Dogon, wie etwa bei den Kurumba oder Mossi, die in der Gegend von Djibo-Aribinda im Norden von Burkina-Faso (Obervolta) leben, haben Schweeger-Hefel und Staude (1972, S. 395ff.) eingehend die verschiedenen Frisurenstile im Zusammenhang mit den Lebensphasen der Frau dokumentiert. Bei den Kurumba, einem mit den Dogon entfernt verwandten sudanischen Bauernvolk, das seinen Ursprung auf die Mandingo zurückführt, verfügt jede weibliche Altersklasse über eine besondere Haartracht. »Sobald ein kleines Mädchen mit mehr als zwei Jahren genügend Haarwuchs hat, wird ihm das Haar teilweise geschoren. Übrig bleiben ein kleiner Haarkranz etwas oberhalb des natürlichen Haaransatzes und eine Haarin-

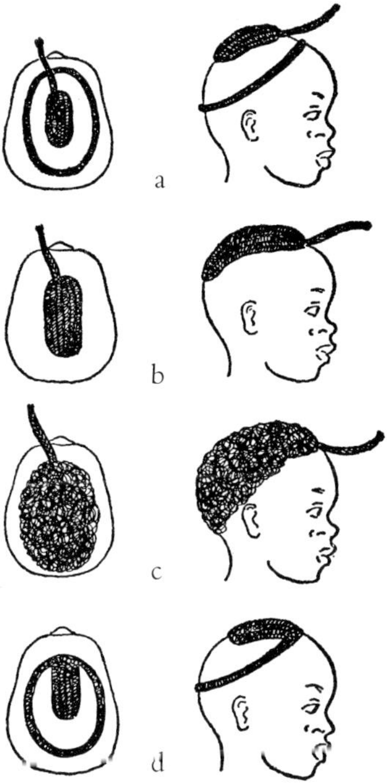

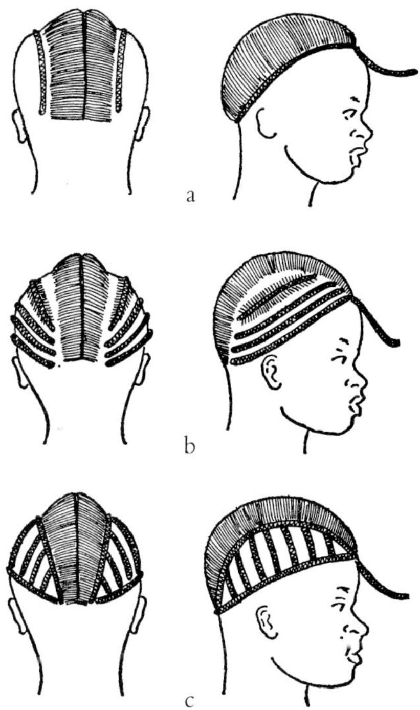

15 u. 16 Kinderfrisurenstile der Kurumba; entnommen aus: SCHWEEGER-HEFEL, A./STAUDE, W., 1972, S. 394

sel am Scheitel. In diese wird ein Stirnzöpfchen eingeflochten, ohne daß ein Scheitelkamm vorhanden ist. Wie auf Abb. 15a zu sehen ist, steht dieses Zöpfchen leicht gebogen nach vorne weg. Später kann der kleine Haarkranz wegfallen, und nur die Scheitelinsel bleibt« (Abb. 15b). Bei sechsjährigen Mädchen konnten die Forscher beobachten, daß häufig der ganze Kopf mit kurz geschorenen Haaren bedeckt ist, aus denen ein Zöpfchen über die Stirn hinausragt (Abb. 15c). »Mit acht Jahren findet sich am rasierten Kopf eine längliche Haarinsel am Scheitel, von der ein schmaler Haarkranz um den Kopf herum ausgeht« (Abb. 15d).

»Nach dem 10. Lebensjahr wird die Sagitalleiste kammartig betont (Abb.16a), der Kopf bis auf zwei dicht nebeneinander laufende Zöpfchen entlang dem Haaransatz vom Nackenende der Sagitalleiste bis zum Stirnende hin geschoren. Aus dem schon stärker angedeuteten Haarkamm entspringt dann das Stirnzöpfchen« (a. a. O.).

Hier wird der Übergang von der Frisur des Mädchens zu jener der verheirateten Frau deutlich. Der Sagital- oder Hahnenkamm bildet den Hauptbestandteil der Frisur. Die ausrasierten Seitenflächen des Schädels zeigen eine sehr abwechslungsreiche Gestaltung. Oft liegen drei bis vier oder mehr parallele Zöpfchen übereinander (Abb. 16b), oder es werden andere Zöpfchen senkrecht zum Hahnenkamm geflochten (Abb. 16c). Ab dem 16. Lebensjahr erhält das Mädchen die Haartracht der verheirateten Frau, die sie bis ins hohe Alter trägt.

Abb. 17a und b zeigen die Frisur der erwachsenen, verheirateten Frau. Der Sagitalkamm wird nun helmartig höher geflochten, die Seitenflächen des Kopfes rasiert man nicht mehr aus, sondern flicht die Haare in einem sehr niedrigen Kamm zusammen, der senkrecht zum zentralen ›Helm‹ steht und knapp vor dem Ohr endet. In die seitlichen Kämme werden lange Schläfenzöpfe eingeflochten, die bis zur Wange herabreichen. Erkennungsmerkmal der verheirateten Frau ist das Fehlen des

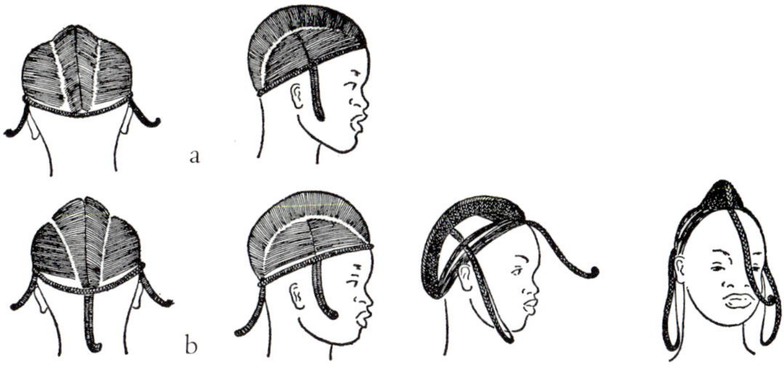

17 u. 18 Weibliche Haartrachten der Kurumba; entnommen aus SCHWEEGER-HEFEL / STAUDE (1972, S. 395)

Stirnzöpfchens, das in manchen Kurumba-Dörfern wie z. B. im Gebiet von Aribinda im Kontaktbereich zur Songhay-Kultur überlang getragen wird (vgl. Abb. 18).

Das fehlende Stirnzöpfchen deutet an, daß die Frau einen Mann hat und von keinem anderen mehr begehrt werden darf. Auch im Falle der Kurumba-Haartracht wird die magische Fruchtbarkeitssymbolik deutlich: Die Stirnzöpfchen des kleinen bzw. halbwüchsigen Mädchens sind als lang herausstehende phallische Symbole anzusehen. Ist das Mädchen zur Frau geworden, so zeigt sie das in der veränderten Frisur an. Das phallische Stirnzöpfchen wird verborgen unter dem Kopftuch getragen oder verschwindet ganz. Die neu hinzu gekommenen Schläfenzöpfchen könnten ein Abbild der Hoden sein und zum Ausdruck bringen, daß die Frau nicht mehr ›frei‹ ist. Erst im Alter gehen die Kurumba-Matronen dann der größeren Bequemlichkeit wegen glatt geschoren.

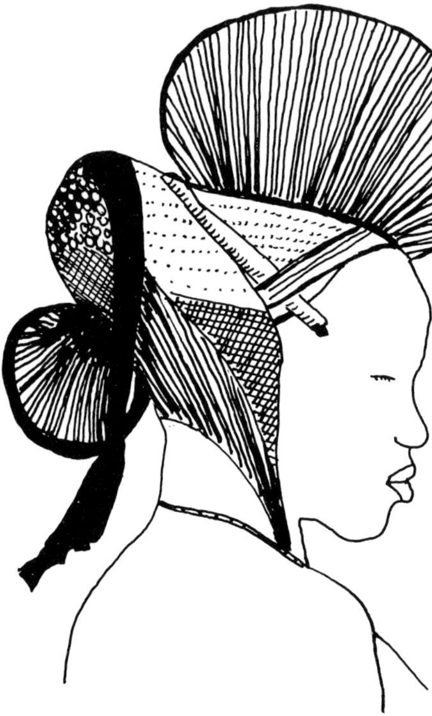

19 Haartracht der jungen Mutter; Fulbe-Frau aus dem Hochland von Guinea (Futa Djalon)

Das ›Hahnenkamm-Motiv‹ in der sudanischen Frisur

Wie Abb. 17 verdeutlicht, bildet der Sagitalwulst bzw. der ›Hahnenkamm‹ den Hauptbestandteil der Frisur der reifen Kurumba-Frau. Diese eigentümliche Betonung der zentralen Scheitellinie findet sich nicht nur bei den Kurumba und Dogon, bei denen der Helmwulst – wie erwähnt – als Symbol des Fisch-Fötus gedeutet wird, sondern auch bei vielen anderen westsudanischen Bauernvölkern (Diawara, Bambara, Mossi, Songhay und bei manchen Fulbe-Gruppen). Es liegt nahe, diesen

›Hahnenkamm-Stil‹ (französisch: *cimier*) als archetypisches Symbol der weiblichen Reife, vielleicht aber auch als Merkmal der Mutterschaft oder als einen Hinweis auf den Status des Verheiratetseins zu interpretieren. Die Variationen dieses Motivs reichen von einem Stirnknoten bei den Fulbe Wodaabe bis zu einem auf der Sagitallinie demonstrativ hoch aufragenden scheibenförmigen ›Helm‹ aus einem feinen Bambus-Gerüst bei den Fulbe im Hochland von Guinea (vgl. Abb. 19).

3 Haartrachten der Songhay von Gao und Umgebung

In einer künstlerisch weiter entwickelten, extrem manierierten Form begegnen wir diesem zentralen *cimier*-Motiv in der Festtagshaartracht der adligen Songhay-Frau von Gao (Nordost-Mali) wieder. Die Songhay, ein altes, seßhaftes sudanisches Bauernvolk, dessen Ethnogenese sich im 9. Jh. durch die Verschmelzung von Fischerfamilien (Sorko) und Bauernsippen (Gabibi) sowie durch eine nachfolgende sozio-politische Überlagerung mit saharischen Berbern (Lemta) vollzogen hat, können eine reiche hochkulturliche Vergangenheit vorweisen. Vom 14.–16. Jh. waren die Songhay Träger des größten mittelalterlichen Staatswesens in Westafrika, das insbesondere unter den islamischen Askia-Herrschern eine hohe geistige und künstlerische Blüte erreichte. Reste dieser überaus reichen Kultur leben im Schmuck und in den Haartrachten des stolzen Volkes weiter.

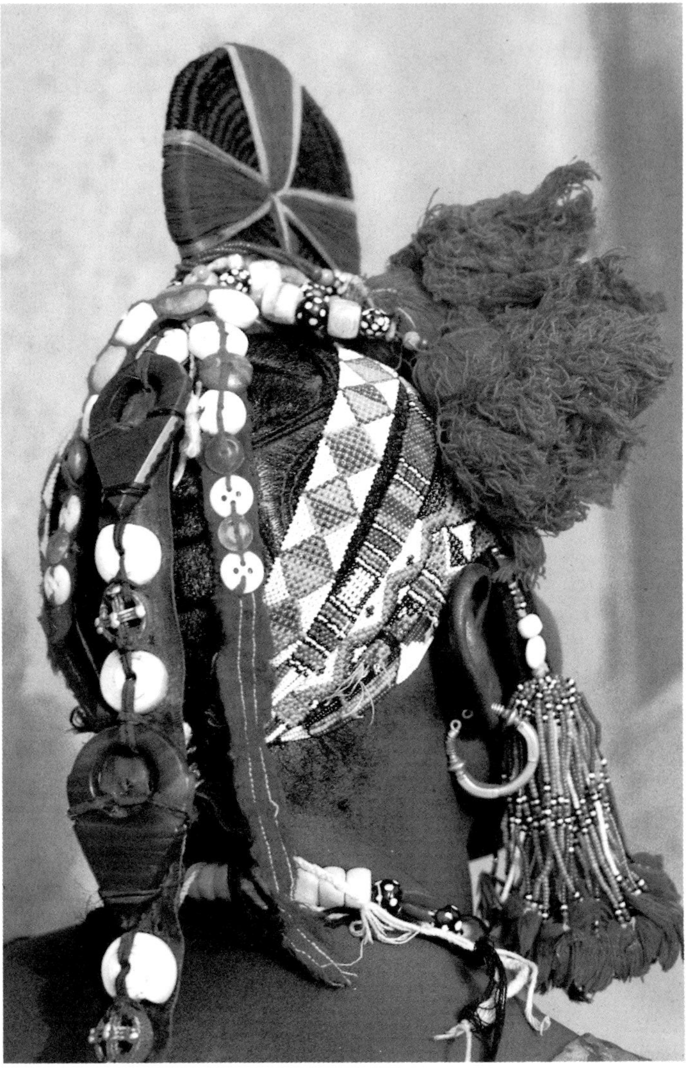

20 Der prachtvolle Haarschmuck der *zoumbou*-Frisur aus Gao (Mali; vgl. auch Abb. Umschlagvorderseite)

Die Gao-Gao-Frisur

Beginnen wir zunächst mit der Beschreibung der berühmtesten Songhay-Haartracht, die in Erinnerung an Gao, die alte Königsstadt des Reiches, kurz Gao-Gao genannt wird (vgl. Abb. Umschlagvorderseite, Farbt. 12). Das charakteristische Element dieser prachtvollen Frisur ist der *zoumbou* oder *dioumbou*, eine Scheibe, die aus einem spiralförmig aufgerollten Wollband besteht, welches durch rote Baumwollfäden zusammengehalten wird. Der *zoumbou* wird als künstlicher Stirnhaarknoten wie eine Krone auf der Sagitallinie in das echte Kopfhaar eingenäht. Das zweite konstitutive Element bilden zwei imposante Seitenzöpfe (*manga*), die vor den Ohren herabhängen. Sie bestehen aus künstlichem Haar (früher Wolle, heute Nylon), das geflochten in die natürlichen Haare eingenäht wird. Die *manga* sind mit Hilfe großer Mengen Pomade und feuchten Lehms zu großen, kompakten Klöppeln (*temsu*) geformt und werden obendrein mit weißer Asche (Puder?) eingestäubt. Die *temsu*-Klöppel stellen eine Halterung für besonders prächtige Schmuckstücke dar, die *manga hiiri*. Dieser Zierat besteht aus einer Quaste von kleinsten, bunten Glasperlenkettchen. Die *manga-hiiri*-Objekte werden mit Nadel und Faden auf die *manga*-Zöpfe aufgenäht. Sie reichen fast bis auf die Brust herab. Das dritte Element der Gao-Gao-Haartracht sind die *schambu*-Ornamente. Dabei wird das natürlich gewachsene Haar der Frau in symmetrisch angeordnete Polygone (Fünf-, Sechsecke und Halbkreissegmente) geflochten, wobei die Scheitellinien der Ornamente durch kleinste Zöpfchen (*djeri buna*) noch eine besondere Betonung erhalten. Neben diesen drei Hauptelementen der Frisur aus künstlichem und natürlichem Haar besteht die Eigenart der Gao-Gao-Haartracht darin, daß in verschwenderischem Überfluß Schmuck in Form von Anhängern, Glasperlen- und Lederbändern Verwendung findet. *Perles de la tête (bong hiiri)* heißen die etwa 1–2 cm breiten Stirnbänder aus feinsten weißen, schwarzen und roten Glasperlchen, die in immer wiederkehrenden Rauten und Polygon- sowie Rechteck-Mustern aufgereiht sind. Mehrere dieser Stirnbänder werden übereinander um den Kopf gelegt, was der Gao-Gao-Frisur das Aussehen einer kunstvollen Glasperlen-Zierkappe verleiht.

Die Rauten- und Rechteckmuster der Perlenbänder (*zama izey*) stellen verschlüsselte Symbole bzw. Botschaften dar. Unter ihnen finden sich uralte magische Schutzzeichen wie z. B. ›die Fußspur der Sandeidechse‹, sie können aber auch Kunde von tagespolitischen Begebenheiten geben. Manche Muster ›erzählen‹ vom Tod eines berühmten Generals der malischen Armee oder verweisen auf den Staatsstreich des heutigen Präsidenten Moussa Traoré im Jahre 1968. Neben der dekorativen Funktion hat die Glasperlenornamentik also auch die Bedeutung einer Symbolsprache. Dies rührt u. a. wohl daher, daß manche der Trägerinnen der Gao-Gao-Frisur den Beruf einer *griotte* ausüben, einer Geschichtenerzählerin, die die Mitglieder ihrer Großfamilie oder die Mitbewohner eines Viertels mit aktuellen politischen, aber auch historischen Nachrichten versorgt.

In der Mitte, über der Stirn, wird auf den *bong-hiiri* ein kleiner, rautenförmiger Goldanhänger (*tengha*) befestigt, der als Muster aufgenietete Perlchen und archaische Stäbchenmuster aufweist. Das gesamte natürliche Haar wird von solchen Zierbändern und Perlenketten verdeckt. Die prächtigste dieser verschiedenen Ketten ist die *titonga,* die aus bunten Glasperlen, falschem und echtem Ambra (Bernstein) sowie aus schwarzen Perlen mit weißen Pünktchen (›Katzenaugen‹) besteht. Die *titonga* wird um die *zoumbou*-Scheibe gewickelt und endet in einer mächtigen Quaste aus rot gefärbten Baumwollfäden. Ein weiterer Bestandteil des Kopfputzes ist das *ouanga* -Zierband, das ebenfalls um den *zoumbou* geschlungen, sodann diagonal über den Hinterkopf gelegt und im Nacken festgemacht wird. Es besteht aus einem roten Baumwollband, auf dem Plastikknöpfe, Kauri-Schnecken, Muschelringe und Ambra-Perlen befestigt sind. Das schönste Schmuckstück der Gao-Gao-Frisur ist aber der etwa 60–80 cm lange *kuda,* ein Band, das, im *zoumbou* befestigt, über den Hinterkopf und den Nacken bis auf den Rücken herabfällt. Das *kuda*-Band besteht aus weichem Ziegenleder; darauf sind abwechselnd Muschel- und Mekka-Ringe aus Karneol (*kaulakarbey*) sowie runde (im Gelbgußverfahren hergestellte) Messingbroschen (*sogu*) aufgenäht. Die Messingbroschen weisen ein geflochtenes Kreuzmotiv auf und haben wie die Mekka-Ringe magische Funktionen. Sie sollen die Trägerin vor dem ›Bösen Blick‹ und ›übler Nachrede‹ schützen.

Alle diese aufgeführten Elemente der Gao-Gao-Haartracht sind typisch für ein geographisch abgegrenztes Gebiet im Nigertal zwischen Ansongo im Süden umd Bamba im Norden. Da sich diese Haartracht völlig von den Frisuren der benachbarten Tuareg und Fulbe unterscheidet, ist der Schluß zulässig, daß es sich um eine eigenständige Songhay-Tradition handeln muß, die mit großer Wahrscheinlichkeit bis in die Blütezeit des Songhay-Imperiums im 14.–16. Jh. zurückreicht.

Die Gao-Gao-Haartracht ist die Frisur der verheirateten Frau, die bereits mehrere Kinder geboren hat und Haupt einer großen Familie ist. Die Haartracht wird heute nur noch selten getragen, an großen Festtagen, da die Herstellung jedesmal viel Zeit erfordert und äußerst kostenaufwendig ist. Zu den festlichen Anlässen zählen Hochzeiten, Taufen oder das islamische Hammelfest (*tabaski*). Die Pracht der Frisur spiegelt auch die herausragende Stellung der Frau in der Songhay-Gesellschaft wider, die noch Relikte eines matrilinearen Verwandtschaftssystems aufweist und den Frauen eine besondere Rolle in Magie und Religion zubilligt.

Die Bamba-Bamba-Frisur

Die Bamba-Bamba-Haartracht – ihr Entstehungszentrum ist das Städtchen Bamba am Niger, zwischen Gourma-Rharous und Bourem im Nordwesten des Songhay-Siedlungsraumes gelegen – stellt eine einfachere Version der Gao-Gao-Frisur dar. Sie wird von der jung verheirateten Frau getragen, die damit der Gesellschaft ihren neuen Status dokumentiert. Häufig legt die Jungverheiratete diese Frisur auch zur Taufe des ersten Kindes an.

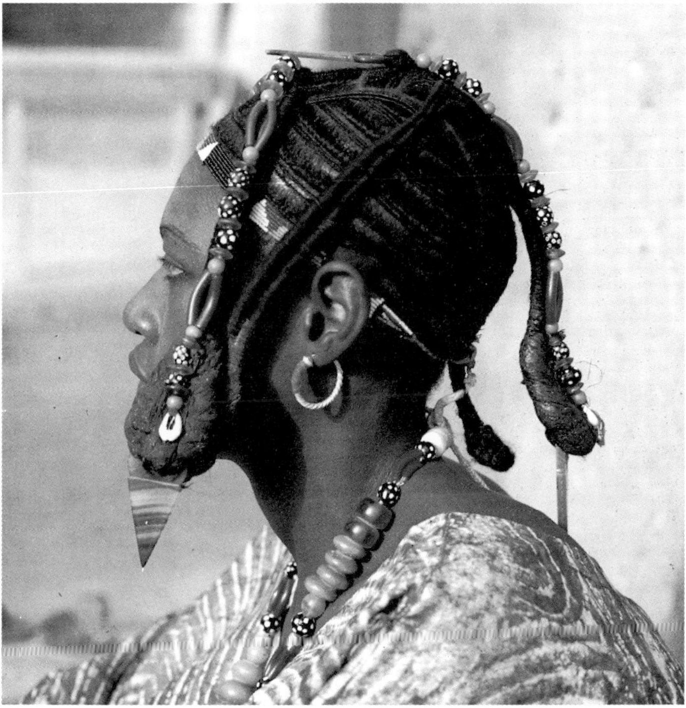

21 Die Bamba-Bamba-Frisur

Das Kopfhaar wird bei der Bamba-Bamba-Haartracht in parallel übereinander liegende Abschnitte aufgeteilt. Durch einige von der Stirn bis zum Nacken reichende Längszöpfchen entstehen nun rechteckige Muster. Wiederum sind es die kleinen Zöpfchen (*djeri buna*), die die Scheitellinien bilden und die die schönen geometrischen Muster betonen. Die Besonderheit dieser Frisur besteht jedoch in den mächtigen Seitenzöpfen (*manga*) mit ihren kompakten *temsu*-Klöppeln aus

Kunsthaar, Lehm und Pomade, die wie ›Glocken‹ das Gesicht umrahmen. Auffallend ist weiterhin, daß auf die rechte Gesichtshälfte zwei Zöpfe herabhängen, wobei der eine oberhalb der Stirn im Haar befestigt wird, der zweite am Hinterkopf. Ein vierter großer *manga*-Zopf fällt vom Hinterkopf in den Nacken. Zwei kleine Schleifchen (*socki-socki*) markieren auf dem Haupt die Stelle, wo die großen Kunsthaarzöpfe mit dem natürlichen Haar vernäht werden.

Auch bei der Bamba-Bamba-Haartracht fällt die Verwendung von dekorativem, symbolgeladenem Zierat auf, der jedoch weitaus weniger üppig und farbenprächtig ist als bei der Gao-Gao-Frisur. Auf einer der beiden rechten Seitenzöpfe wird die *zouzoura*-Kette aufgenäht, die aus einer Reihe von verschiedenen Glas- und Plastikperlen, Linsen und Kauri-Schnecken besteht. Am Ende einer jeden *zouzoura* hängt ein großer Mekka-Ring aus Karneol. Diesem Halbedelstein wird in Afrika eine zauberkräftige Wirkung in Hinblick auf Menstruationsbeschwerden zugeschrieben. Der Karneol soll das Blut zum Gerinnen bringen und die Schmerzen lindern.

Die gleiche Zierkette finden wir auch auf dem Nakkenzopf, unter dem sich außerdem noch die sogenannten ›Zwillingszöpfchen‹ (*kofa*) verstecken. Weitere Schmuckstücke sind ein Stirnband (*zendji*) aus kleinen Glasperlen mit Dreiecksmustern sowie zwei Mekka-Ringe, die auf der Sagitallinie des Kopfes befestigt werden. Auch die junge Frau schmückt sich mit dem kleinen goldenen Stirnschmuck (*tengha*), wohl einem Symbol des Verheiratetseins.

Zu der Frisur gehören noch eine Reihe weiterer Schmuckstücke, die normalerweise angelegt werden müssen, um die ›Bamba-Bamba-Erscheinung‹ vollständig zu machen. Dazu zählt eine Halskette aus Ambra und Glasperlen, wobei die ›Katzenaugen‹ besonders hervorstechen. Außerdem müssen zu dieser Tracht kleine silberne Ohrringe (*hana korbey*) getragen werden. Die Krönung des Schmucks bildet ein kleiner silberner oder goldener Nasenring (*nine hiiri*), den man im rechten Nasenflügel befestigt.

Die Manga-Fu-Frisur

Mädchen, die die Altersklasse der 15- bis 18jährigen erreicht haben und somit heiratsfähig geworden sind, tragen in Gao und Umgebung die Manga-Fu-Haartracht, was soviel bedeutet wie ›einfacher Zopf‹. Bei dieser relativ schmucklosen Frisur dominiert ein Paar mächtiger *manga*-Zöpfe, die vom Hinterkopf in den Nacken fallen. Die beiden Zöpfe liegen übereinander; der obere wird auf dem Mittelpunkt des Hauptes im sorgfältig in geometrischen Mustern frisierten Haar befestigt. Auffällig ist der mächtige Lehmklöppel (*temsu*), der völlig schmucklos bleibt. Ein weiteres Paar *manga*-Zöpfe fällt von der linken Kopfseite zum Ohr herab. Außerdem stehen zwei kleinere, schwalbenschwanzähnliche Zöpfe (*kofu*) vom Hinterkopf ab. Ein ›Signal‹ für die Heiratsfähigkeit des Mädchens stellt der einzige größere Kopfschmuck dar, der auf der rechten Kopfhälfte aufgesetzt wird. Es handelt sich dabei um eine 10 cm lange *zouzoura*-Zierkette aus weißen Muscheln und Bernsteinperlen. Schließlich legt man um den Haaransatz ein doppeltes, sehr schmales Band aus weißen, schwarzen und roten Glasperlen (*dori hiso*).

Die Kokarey-Zoumbou-Frisur

Einer interessanten Haartracht begegnen wir in der Kokarey-Zoumbou-Frisur, die sich die Songhay-Frau nur einmal im Leben zulegt – und zwar anläßlich ihrer ersten Niederkunft. Etwa vierzig Tage nach der Geburt ihres ersten Kindes trägt die Mutter für etwa drei Wochen diese Haartracht, um ihrer Umgebung die Freude über das glückliche Ereignis augenfällig mitzuteilen. Dementsprechend prächtig und symbolgeladen ist diese Frisur gestaltet.

Der Kokarey-Zoumbou-Stil ist wohl die zopfreichste Haartracht überhaupt, die am verschwenderischsten mit falschen, aufgesetzten Haarteilen umgeht. Von dem natürlich gewachsenen Haupthaar bleibt hier kaum noch etwas zu erkennen. Insgesamt zählen wir bei dieser Frisur zehn Zöpfe. Über der Stirn liegen auf der Sagitallinie dachziegelförmig vier Zöpfe übereinander, von denen drei mit einem Mekka-Ring enden, während der zweite Zopf von oben mit einem weißen Muschelring (*kolodji*) geschmückt ist. Der magische Zierat fällt besonders auf: Der weiße Muschelring soll vor übler Nachrede eifersüchtiger Geschlechtsgenossinnen schützen, die noch nicht das Erlebnis der ersten Niederkunft hatten, die Mekka-Ringe sollen die Mutter vor den vernichtenden Blicken der neidischen Umwelt, besonders aber vor den Hexerinnen bewahren. Das Thema der vierfachen Zopfanordnung mit Muschel- und Mekka-Ringen (*kofa yoleisey*) wiederholt sich am Hinterkopf. Auf beiden Seiten des Hauptes werden vor dem Ohr zwei lange Zöpfe ohne *temsu*-Klöppel befestigt, die ebenfalls in Mekka-Ringen aus Karneol enden. Wie eine Verbindungsbrücke zwischen den beiden schweren Zöpfen legt sich quer über das Haupt ein mächtiger Zentralzopf, *koum-koum-zoumbou*, was übersetzt ›Dickwulst‹ bedeutet. Kleinere, horizontal frisierte Zöpfe (*djeri buna*) umgeben halbkreisförmig den dicken *zoumbou*-Wulst. Ein schmales weißes Glasperlenband (*saakala*) legt sich um den Haaransatz. Zu dieser eigenwilligen Haartracht trägt die junge Mutter Silberohrringe (*n'sorfo korbey*) und eine Bernstein-Glasperlenhalskette.

4 Geheime Frisurenstile der Maurinnen

Zu den prächtigsten und phantasiereichsten Frisuren Westafrikas gehören die der maurischen Frauen. Die Mauren zählen zu den großen nordafrikanischen Nomadenvölkern arabo-berberischen Ursprungs. Ihr Lebensraum ist seit jeher der Teil von Sahara und Sahel, den heute die Islamische Republik Mauretanien umfaßt. Aufgrund der seit nunmehr 15 Jahren andauernden Dürre und dem damit einhergehenden ökonomischen Niedergang des Landes sind allerdings viele Nomadenfamilien in die südlich angrenzenden Nachbarländer ausgewandert. In Mali und im Senegal leben sie in zahlreichen Marktorten als Händler und Marabouts, inzwischen trifft man sie auch noch weiter südlich an – in der Elfenbeinküste und in Ghana, vereinzelt sogar in Togo und Benin.

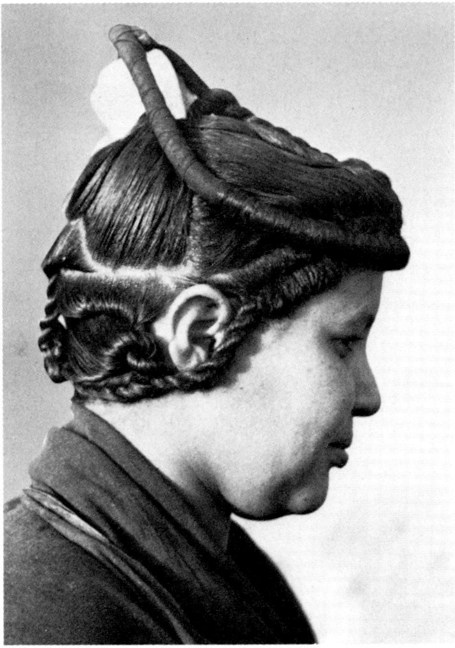

22 Maurische Frisur im Brakna-Stil (vgl. S. 60f.)

Ein Kennzeichen der maurischen Gesellschaft ist die relativ hoch geachtete Stellung der Frau. In ihren kunstvollen Liedern und Dichtungen preisen die Mauren immer wieder die Schönheit und Klugheit ihrer Frauen. Die soziale Organisation des Nomadenvolkes wird charakterisiert durch eine rigide soziale Schichtung in einen Kriegeradel, die muslimische Geistlichkeit, die Vasallen und in eine Schicht der negriden Abhängigen (*haratin*) und der Sklaven (*abid*). ›Rassenreinheit‹ und Hautfarbe spielen bei den Mauren eine große Rolle: Je dunkler der Teint und je gekräuselter das Haar, desto geringer ist das soziale Ansehen. Ein Mittel zur Beto-

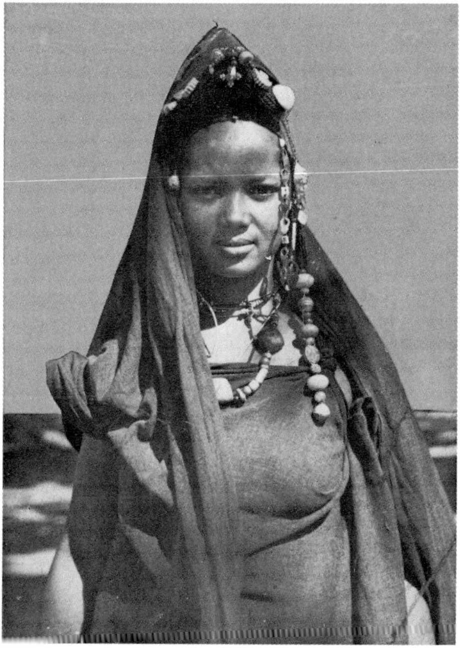

23 Maurin mit reichem Haar- und Halsschmuck

nung dieser gesellschaftlich-ethnischen Unterschiede ist die Haartracht, die bei den Frauen der hellhäutigen Oberschicht (*beidani*) besonders prächtig ausfällt. Odette Du Puigaudeau, die sich eingehend mit der Kultur dieses westsaharischen Volkes befaßt hat, schreibt über den ›königlichen Frisurenstil‹ (*dafra*) der noblen Maurin und betont, das diese damit über ein sicheres Mittel zur Verführung der Männer verfüge.

Vielfältige handwerkliche Fähigkeiten vom Flechten und Weben bis hin zum Besticken der Haare werden in der maurischen Frisurenkunst eingesetzt. Doch für den Außenstehenden ist nur ein verschwindend kleiner Teil dieser Haarpracht sichtbar, denn sie bleibt stets unter einem Kopfschleier verborgen und kann nur dem Ehemann im häuslichen Bereich oder einer intimen Freundin im Geheimen gezeigt werden. Der Hinterkopf- und Nackenbereich ist bei den maurischen Frauen mit größten sexuellen Tabus behaftet, weswegen es sich kaum bewerkstelligen läßt, ›entblößte‹ Maurinnen zu fotografieren (und gelänge es, ließe sich dieser Einbruch in die Intimsphäre rechtfertigen?). Die schönsten (und geheimsten) Beispiele maurischer Frisurenkunst können in diesem Buch deshalb auch nur in Form von Zeichnungen wiedergegeben werden, wie sie O. DU PUIGAUDEAU (1970, p. XXIII ff.) dokumentierte.

Welches sind nun die hervorstechendsten Merkmale der maurischen Frauenhaartracht? Das besondere Kennzeichen besteht im kunstvollen Aufbau einer Haarkrone (*charwita*). Dieses eigentümliche Gebilde ist nichts anderes als ein künstliches Gerüst aus einem Metall- bzw. Stoffrahmen, der in der Form eines über die Stirn gewundenen Kranzes bis zum höchsten Punkt des Kopfes hochgebogen wird und dort in vielen Fällen eine weiße Muschel (vielleicht das Symbol der Vagina?) wie eine Reliquie umschließt. Den unteren Teil des künstlichen Gerüstes umwickelt man mit Stirnhaar; er bildet damit einen festen Bestandteil der Frisur.

Ein weiteres Merkmal der maurischen Haartracht ist die überaus reiche Verwendung von wertvollem Schmuck, mit dem die Seitenzöpfe behängt werden. Ein stets wiederkehrendes Motiv sind die *dfeira*-Zöpfe, die vor den Ohren auf die Wangen fallen (übersetzt bedeutet *dfeira* ›kleine Viper‹). ›Hörnchen‹ (*garn*) heißen die Zöpfchen, die hinter den Ohren herabfallen, als ›Schwänzchen‹ (*gettaib*) werden die Zöpfe bezeichnet, die Hinterkopf und Nacken zieren.

Kombinationen dieser Grundelemente ermöglichen zahllose Varianten, insbesondere was die geometrische Anordnung der *charwita* auf dem Haupt sowie die verschiedenen Flechtweisen der Zöpfe anbetrifft. Variationen des geschilderten Frisuren-Grundtyps waren früher Ausdruck einer bestimmten Kasten- oder Stammeszugehörigkeit. Jede historische und geographische Region, d. h. im Falle Mauretaniens jedes Emirat, hatte – vergleichbar mit unseren in Europa einst vielfältig differenzierten Bauerntrachten – einen eigenen Stil.

Die kompakte Haartracht der Maurin ist nicht nur Ausdruck regionaler und stammesgebundener Individualität, sondern stellt auch eine Anpassung an die harten Lebensbedingungen in der Wüste dar. Der trockenheiße Harmattan-Wind, der über Monate hinweg Staub und Sand aufwirbelt, und die Gefahr von Parasitenbefall machen eine kompakte Frisur erforderlich. Hinzu kommt, daß die *beidani*-Frauen von Natur aus mit einem äußerst üppigen Haarwuchs gesegnet sind. Das dicke, schwarze Haar fällt lang und schwer herab und eignet sich damit für die kompliziertesten Frisuren. Die Frauen der unteren Schichten, die den negriden Sudaniern angehören, müssen dagegen, wollen sie die Frisurenstile ihrer Herrinnen kopieren, einen großen Aufwand mit künstlichen Haarteilen betreiben.

Die Kompliziertheit der Frisuren erfordert eine Kunstfertigkeit und Geschicklichkeit, über die nur erfahrene professionelle Friseusen verfügen. Oft handelt es sich dabei um altgediente *hartani*-Dienerinnen, die ihre Herrin einmal während des Mondzyklus frisieren. Meist wird die Frisur am Vortag eines bedeutenden Festes (z. B. Hammelfest) oder als Zeichen der Gattinnentreue vor der Rückkehr des Ehemannes von einer Reise angelegt. Die gesamte Prozedur der Herstellung einer *charwita*-Frisur dauert ein bis zwei Tage; die Kosten betragen in Mali ca. 2000–5000 CFA (40–60 DM), wozu noch die Verköstigung der Friseuse und die Unkosten für die benötigten Utensilien (Fäden, Riemen, Wolle, Metalldraht, Pomade etc.) kommen. Für westafrikanische Verhältnisse bedeutet dies einen enormen Aufwand.

Der Brakna-Stil

Die Abb. 24, 25 und Farbt. 15 zeigen die Grundform der maurischen *charwita*-Haartracht, wie sie für das Gebiet des Emirates Brakna in Südmauretanien typisch ist. Das wurstförmige *charwita*-Gerüst, das aus einem Metalldraht, Pferdehaar oder Stoff bestehen kann, wird mit dem natürlichen Haar fest umwickelt und vernäht. Bei dieser Frisur hängt die *charwita* wie ein Diadem tief über der Stirn und reicht, sich leicht verjüngend, über die Schläfen bis zum höchsten Punkt des Hinterkopfes, wo ihre Enden zusammengesteckt und mit dem Haar verknotet werden. Eine horizontale, um den Kopf verlaufende Scheitellinie teilt die Frisur in eine obere und eine untere Hälfte. Im oberen Teil werden die Haare zum Hinterkopf hochgekämmt, wo man sie zu einer zentralen Mittelscheitel-Torsade (*ka'aaba*) aufflicht. Im

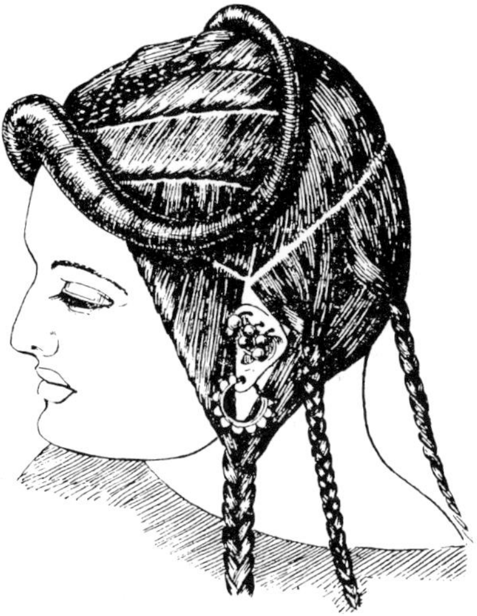

24 Typische Frisur aus der Brakna-Region

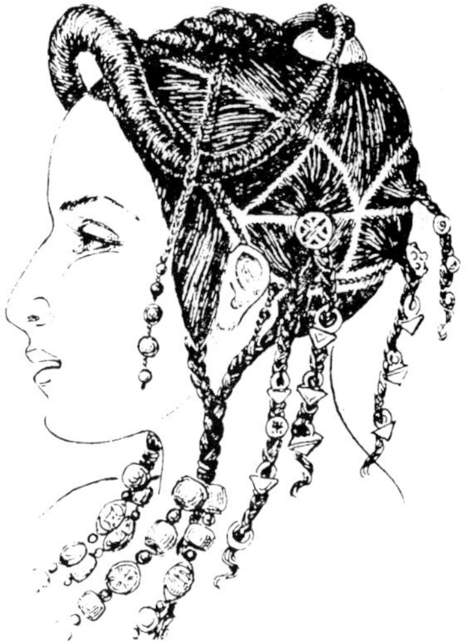

25 *Charwita*-Stil im Adrar, Stadt Atar

unteren Teil der Frisur fällt das Haar in mehreren langen Zöpfen herab, den seitlichen ›Hörnern‹, den beiden ›Vipern‹ und als kleine Nacken-›Schwänze‹.

Frisuren im Trarza

Im Gebiet des Emirates Trarza ist eine andere Gestaltung der *charwita* üblich. Hier gleicht sie einem aufgeklappten Visier, das auch die Funktion einer Stütze für den Kopfschleier übernimmt. Die Gestaltung der Frisuren unterscheidet sich sehr von denen im Brakna: Das Haar wird überwiegend in horizontale Bänder oder polygone Muster geflochten, aus denen dünne Zöpfchen ›wachsen‹, die mit vielfältigem Kleinschmuck (Glasperlen, Kauri-Schnecken und Karneol-Perlen) beschwert sind. (vgl. Abb. 26)

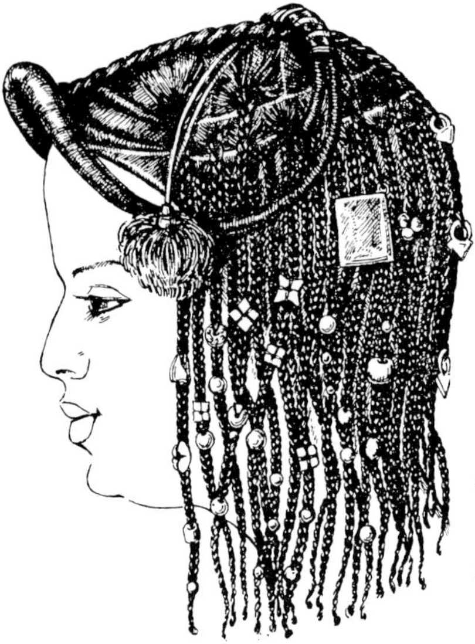

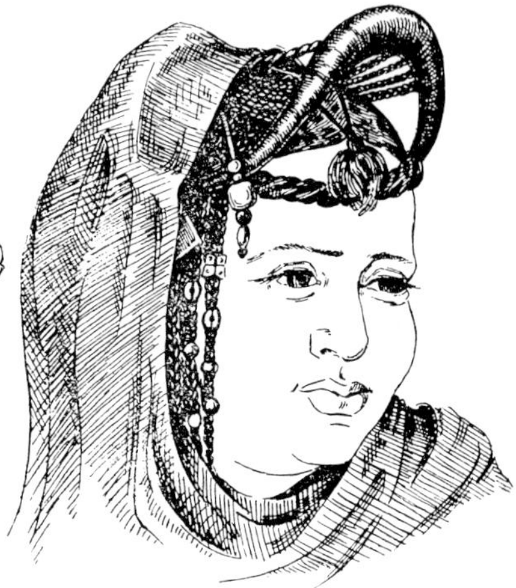

26 u. 27 *Charwita*-Varianten aus dem Trarza

Die Abb. 27 zeigt eine besonders schöne Haartracht einer Maurin aus dem Trarza. In diesem Beispiel weist die *charwita* eine ausgeprägte Biegung über der Stirn auf. Feine Zöpfchen verbinden den Vorderteil der *charwita* mit dem Haupthaar. Das übrige Haar ist in viele kleine, mit Kauri-Schnecken, Perlen und Ringen besetzte Zöpfe geflochten. Zusätzliche dekorative Elemente stellen ein horizontal über die Stirn verlaufender Zopf und eine Wollquaste dar, die unter dem *charwita*-Bogen befestigt ist.

Abb. 28 zeigt die Haartracht einer Prostituierten, deren Mutter aus dem Sklavenstand stammt. In diesem Fall weist die *charwita* eine extrem breite und hohe Aufwölbung auf. Das Haar ist in rautenförmige Muster gescheitelt und mit besonders reichem Schmuck

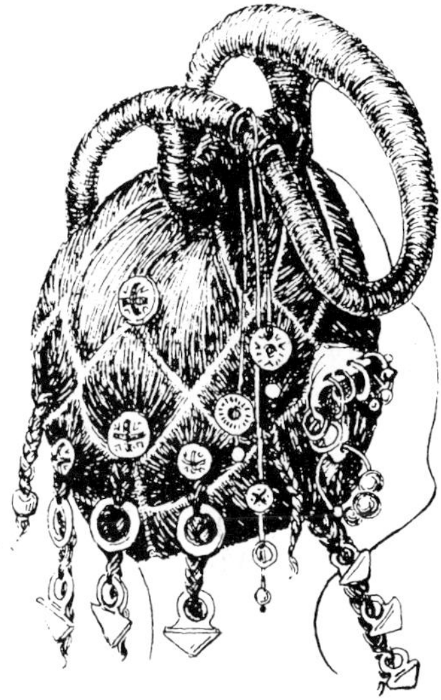

28 Frisur einer Prostituierten aus dem Trarza

besetzt. Neben Glasperlen und Mekka-Ringen (*khorb*) erkennt man runde Zieranhänger (*tamjunt*), die aus weißen Muschelschalen gesägt werden.

Der Frisurenstil im Tagant

Das zentralmauretanische Emirat Tagant (wichtige Städte: Tidjikja und Tichit) weist einen weiteren besonderen Frisurenstil auf. Anstelle des *charwita*-Motivs tritt hier eine mächtige, auf dem Mittelscheitel ruhende Torsade (*salaf*), die leicht auf die Stirn herabhängt. Drei lange Zöpfe umrahmen den Kopf. Der erste fällt auf die Wangen, der zweite, größere ist doppelt geflochten und umschließt kunstvoll das Ohr, der dritte, die ›Viper‹, liegt hinter dem Ohr. Bei dieser Frisur werden wenige, aber recht große Schmuckstücke in die Zöpfe einge-

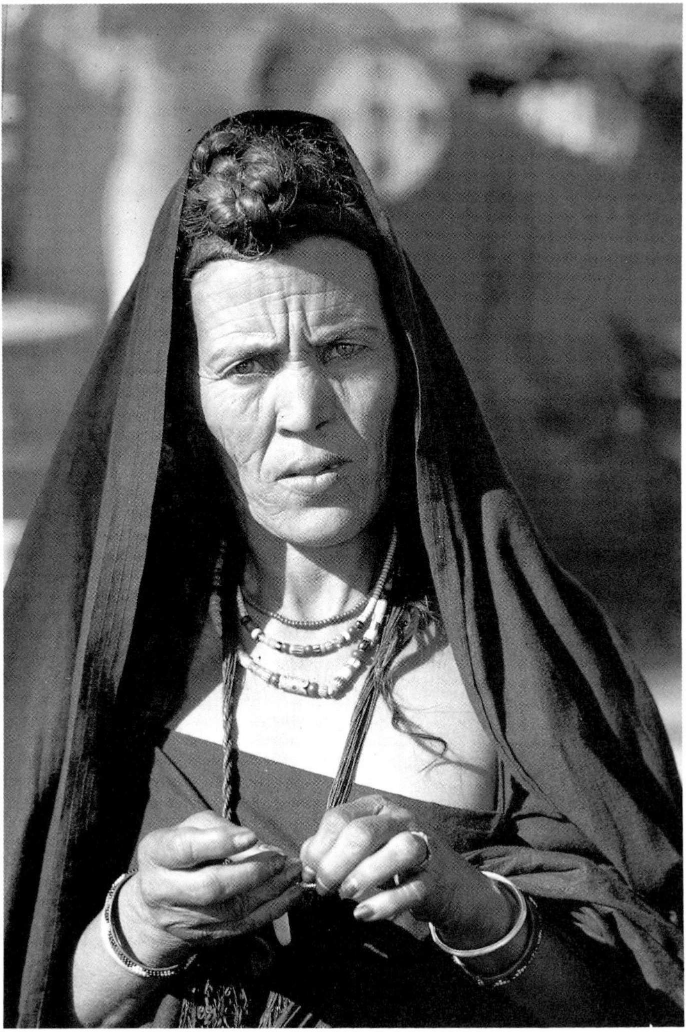

29 Maurin aus dem Tagant

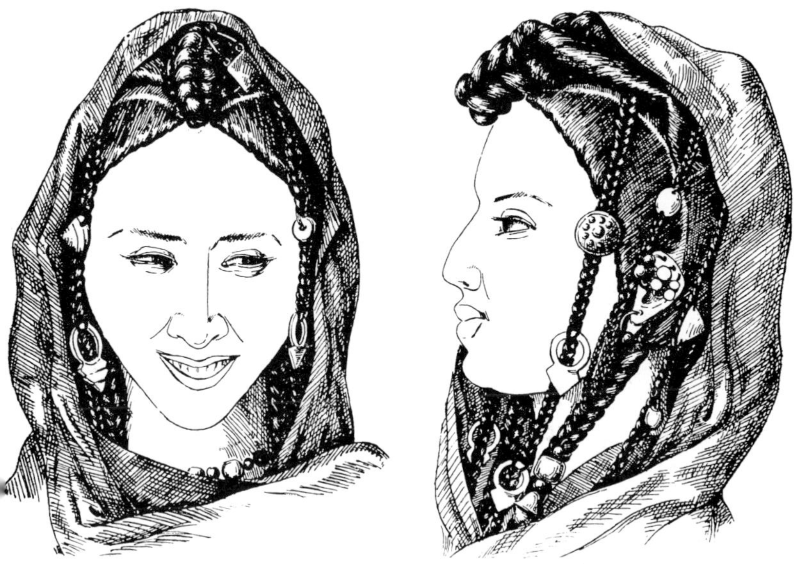

30 u. 31 Maurischer Frisuren-Stil im Tagant: *dawaliya*-Frisur aus Tidjikja

flochten. Zu erkennen sind runde *tamjunt*-Anhänger und Mekka-Ringe (*khorb*).

Frisuren in Oualata

Die Wüstenstadt Oualata, die seit langem unter Entvölkerung leidet, liegt im südöstlichen Mauretanien in der Landschaft Hodh. Als eine der ältesten mauretanischen Städte hatte sie seit dem 6. Jh. die Funktionen eines wichtigen Karawanenstützpunktes und eines bedeutsamen islamischen Gelehrtenzentrums inne. Nicht nur in der Architektur, auch in der ästhetischen Körperkultur bewahren die wenigen verbliebenen Familien alte Kunsttraditionen. Abb. 32 zeigt die ›asymmetrische‹

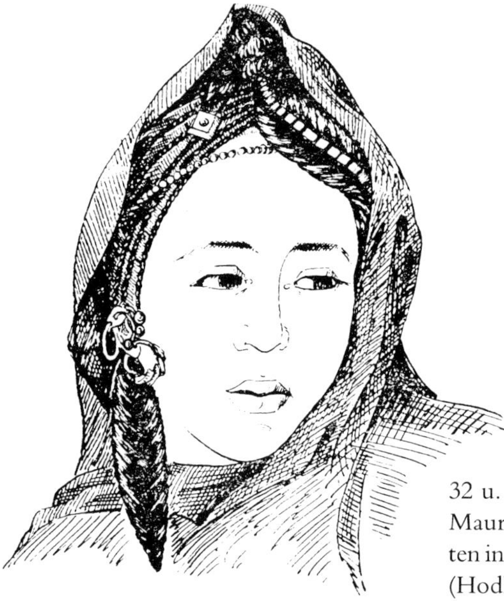

32 u. 33
Maurische Haartrachten in der Stadt Oualata (Hodh)

Frisur einer *chorfa*-Maurin. Das Haupthaar wird parallel zum Gesicht vom Hinterkopf bis zu den Ohren in mehrere schmale Bänder aufgeteilt. Die kleineren Zöpfe vereinigen sich hinter den großen, flachen, die an den Seiten wie lanzettartige Lorbeerblätter herabhängen. Das zentrale Motiv ist ein dicker Zopf, der auf der linken Stirnhälfte liegt und auf dem Hinterkopf in einer großen Doppel-Torsade endet. Eine Kette aus weißen Porzellanperlen wird über den Zopf gelegt und wirkt wie ein optischer ›Nervenstrang‹. Dekorativen Kleinschmuck verwendet man in Oualata nur sehr dezent. Früher bestand er meist aus kreuzförmigen *boghdad*-Anhängern aus dunklem Gold. Abb. 33 zeigt die gleiche

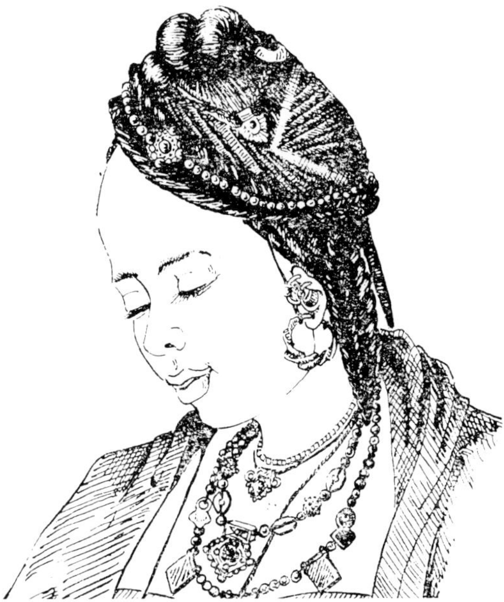

Haartracht, von einer *hartania*-Frau getragen. Die negriden Abhängigen verwenden für die Zöpfe und Torsaden schwarz gefärbtes Kunsthaar, das in das natürliche Kopfhaar eingeflochten wird (vgl. S. 20).

5 Schönheitskult und Prachtfrisuren der Fulbe

Die Fulbe (singular: Pullo), auch unter den Bezeichnungen Peul, Fula, Fulani oder Felaata bekannt, gehören zu den bedeutendsten afrikanischen Viehhaltervölkern und zu den zahlenmäßig stärksten Ethnien in Westafrika. Ihre ca. 6 Millionen Angehörigen leben vom

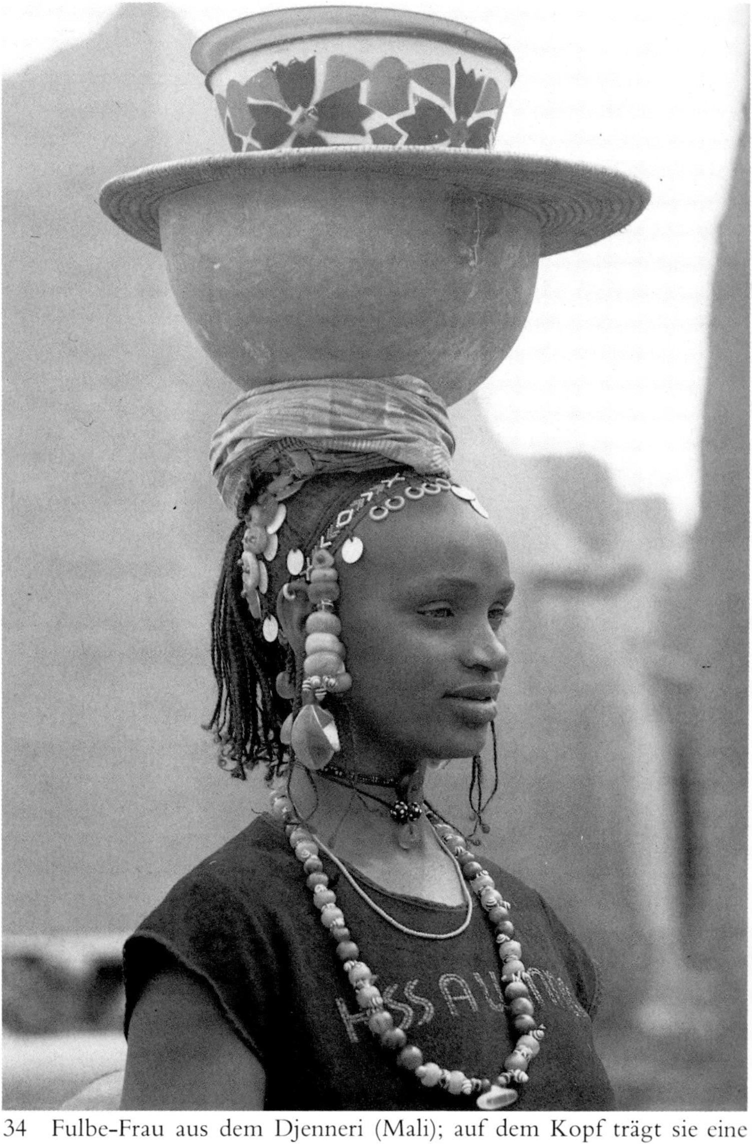

34 Fulbe-Frau aus dem Djenneri (Mali); auf dem Kopf trägt sie eine Milchkalebasse

35 Frau der malischen Fulbe Gabero beim Mattenflechten ▷

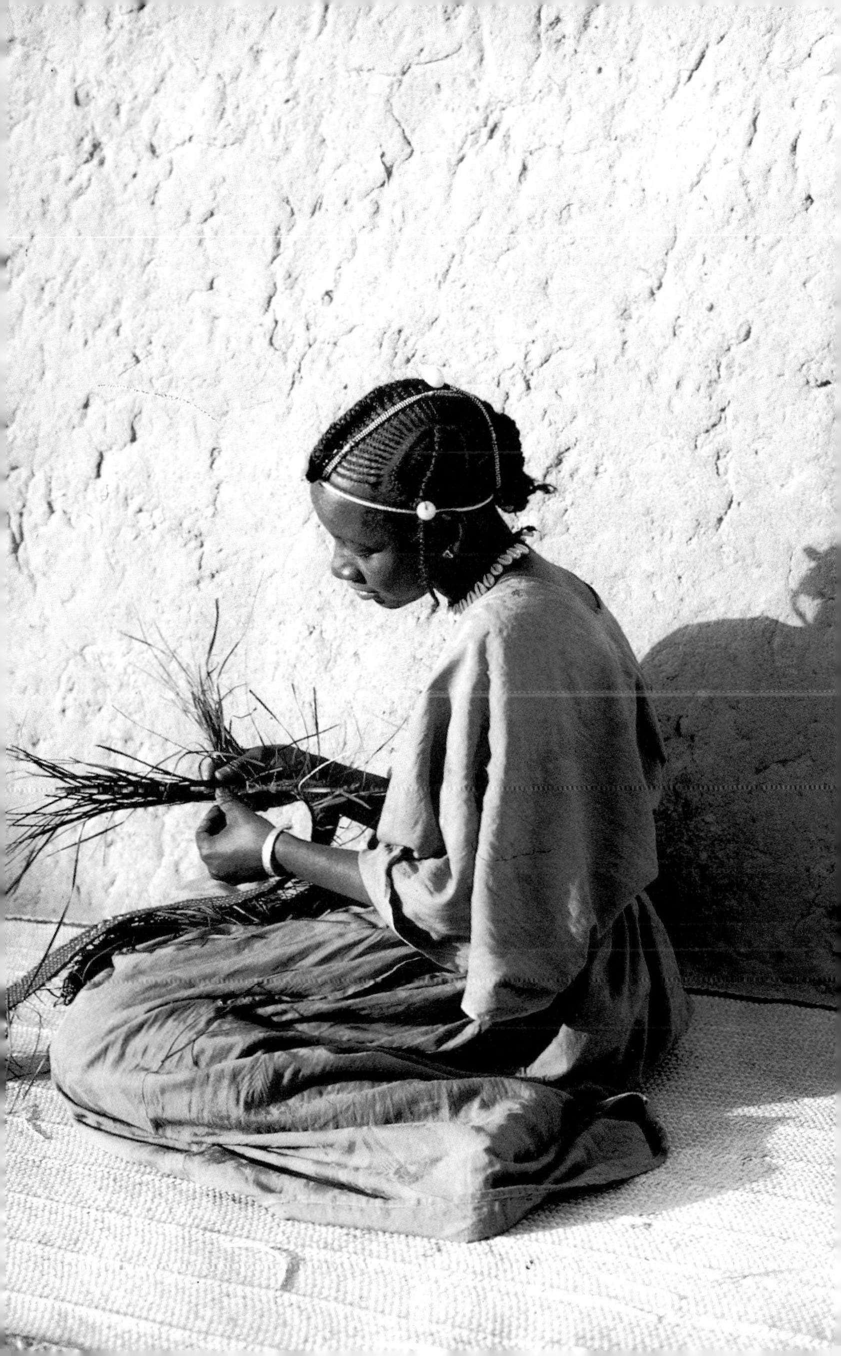

Senegal bis in die Republik Sudan, von Guinea bis in den Niger hinein in zahlreichen Stammesverbänden, die – bei allen lokalen Unterschieden – durch eine gemeinsame Herkunft und eine weitgehend einheitliche Sprache miteinander verbunden sind. Ihr Lebensraum sind die sahelischen und sudanischen Savannen. Der Lebensinhalt der hellhäutigen nomadischen Hirten-Fulbe (*peuls rouges*) sind die Züchtung und Pflege von Rindern, wohingegen die mit negriden Elementen vermischten dunkelhäutigen Stadt-Fulbe als Händler, Funktionäre und islamische Geistliche einen wichtigen ökonomisch-politischen Faktor im Sahel-Sudan darstellen.

Der Schönheitskult und die Frisurenkunst der Fulbe Wodaabe

Alle Hirten-Fulbe zeigen einen ausgeprägten Schönheitssinn, der mit einem ausgeprägten ›Rassenbewußtsein‹ gegenüber den negriden Völkern verbunden ist. Ein heller, rötlicher Teint, ein graziler, schlanker Körperwuchs, eine lange, gerade Nase, eine runde Stirn sowie langes, gering gekraustes Haar gelten bei beiden Geschlechtern als Schönheitsmerkmale. Der Prototyp dieser ›roten, hamitischen‹ bzw. ›äthiopiden‹ Fulbe sind die Wodaabe, eine Untergruppe der Fulbe Bororo, die in der Republik Niger und in Nordkamerun leben (Farbtafeln 1, 21). Übersetzt bedeutet ihr Name etwa ›Volk des Tabus‹, i.e. diejenigen, die dem *laawol pulaku* (›Fulbe-Weg‹), dem alten ethischen und moralischen Sittenkodex der Hirten treu geblieben sind. Zu diesen traditionellen Tugenden gehören neben dem erwähnten Rassenbewußtsein (erhalten durch eine strikte Endogamie) Bescheidenheit, Zurückhaltung und Mut. Die körperliche Attraktivität gilt als Lebensziel und nimmt sozial Formen eines institutionalisierten Schönheitskultes an, der rituell in verschiedenen Zeremonien (z. B. dem *jereol*-Tanz) praktiziert wird. Der Schönheitskult geht so weit, daß selbst Eifersuchtsschranken bewußt überwunden werden: So kann ein weniger gut aussehender Ehemann durchaus dulden, daß seine Frau mit einem anderen, ›schöneren‹ Mann sexuelle Kontakte pflegt, damit ihm, dem Fulbe-Schönheitsideal entsprechend, attraktive Kinder beschert werden. Der Fulbe-Ausdruck *lobbo* beinhaltet aber nicht nur erotische Anziehungskraft, sondern hat, ähnlich wie bei den Griechen des Altertums, die Konnotation von ›gut‹ und ›edel‹: Ein schöner Mensch gilt gleichzeitig auch als edel, womit, entsprechend der griechischen *kalokagathia*, ein ethisches Menschenideal assoziiert wird.

Deshalb verwundert es nicht, daß Fulbe-Frisuren bei beiden Geschlechtern eine eminente Bedeutung während der verschiedenen Lebensphasen zukommt. Im jugendlichen Alter zwischen 15 und 25 Jahren tragen die Wodaabe-Jungen langes, in Zöpfe geflochtenes Haar. Im Bund der *morotoobe* (d. h. ›diejenigen, die lange Haare tragen‹) vollziehen sie das *soro*-Ritual, bei dem sich die Gleichaltrigen verschiedener Lineages gegenseitig mit Stöcken schlagen. Diese Initiation in Form einer ›Übergangsrite‹ (*rite de passage*) vom Kindes- zum Erwachsenenalter besteht aus fortgesetzten Mutproben, bei denen körperliche Schmerzen mit Anstand, Würde und in vollkommener Schönheit

Farblegenden

1 Festtagstracht eines Fulbe Wodaabe-Mädchens (Niger)
2 Fulbe Gabero-Frau aus Ansongo (Mali)
3 Fulbe-Frau aus dem Massina (Mali)
4 Mädchen der Tuareg Ullemeden (Niger)
5 Fulbe-Frau aus dem Niger-Tal (Niger)
6 Mutter und Kinder der Fulbe Gaobe aus dem Oudalan (Burkina Faso)
7 Iklan-Haartracht von Gao (Mali)
8 Songhay-Frau vom Bandiagara-Plateau (Mali)
9 Goldohrschmuck der Fulbe-Frauen im Massina, Region Mopti (Mali)
10 Fulbe-Mädchen aus dem Seno Gondo (Mali)
11 Fulbe-Mädchen aus der Region Djenné (Mali)
12 Anlegen der *zoumbou*-Haartracht bei den Songhay von Gao (Mali)
13 Fulbe-Mädchen aus dem Djenneri (Mali)
14 Moderne städtische Haartracht in Bamako (Mali)
15 Haartracht einer jungvermählten Maurin, Brakna-Stil (Mauretanien)
16 Kopfputz einer Fulbe-Frau
17 Bambara-Haartracht aus Bamako (Mali)
18 Mädchenfrisur in Bamako (Mali)
19 Frisur eines Bozo-Mädchens (Mali)
20 Herstellung einer Frisur in Bamako (Mali)
21 *Jereol*-Tanz der Fulbe Wodaabe-Jungmänner (Niger)

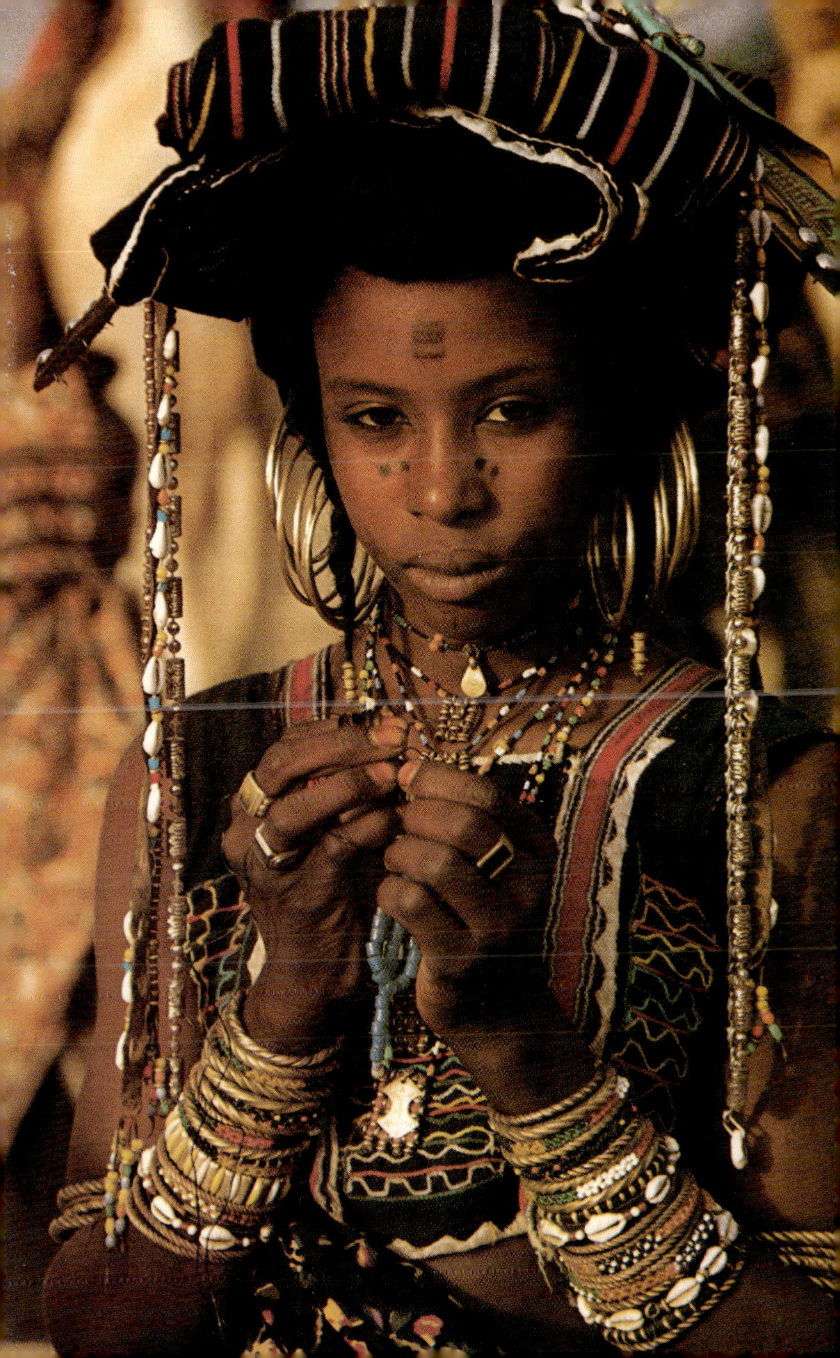

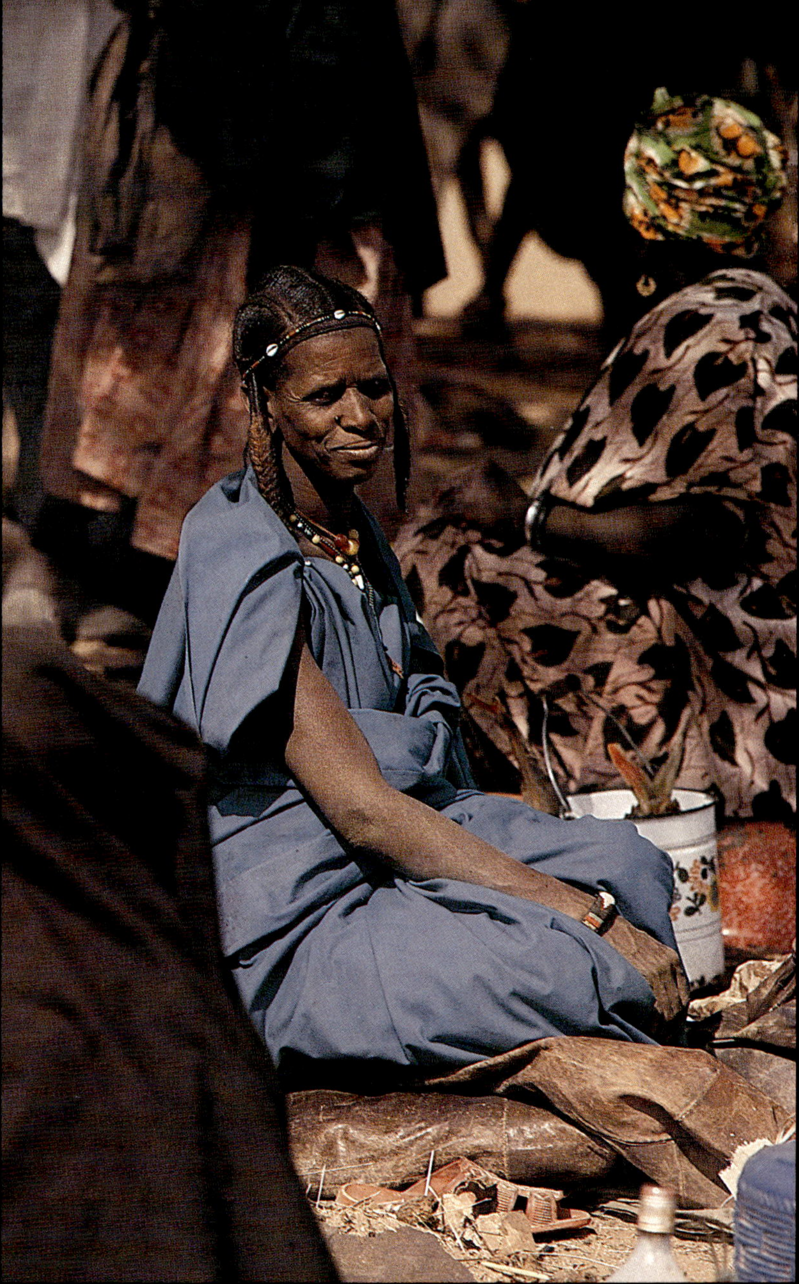

2

3

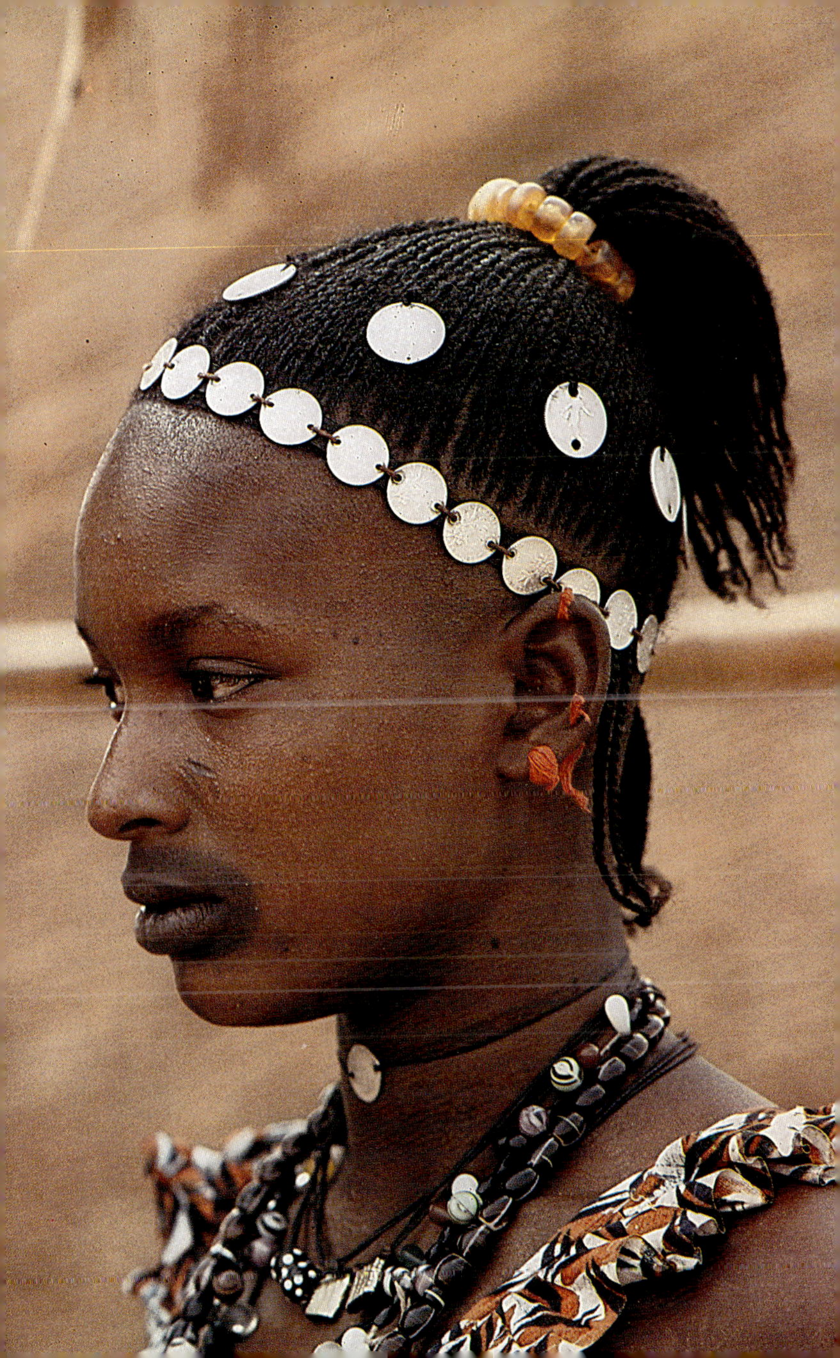

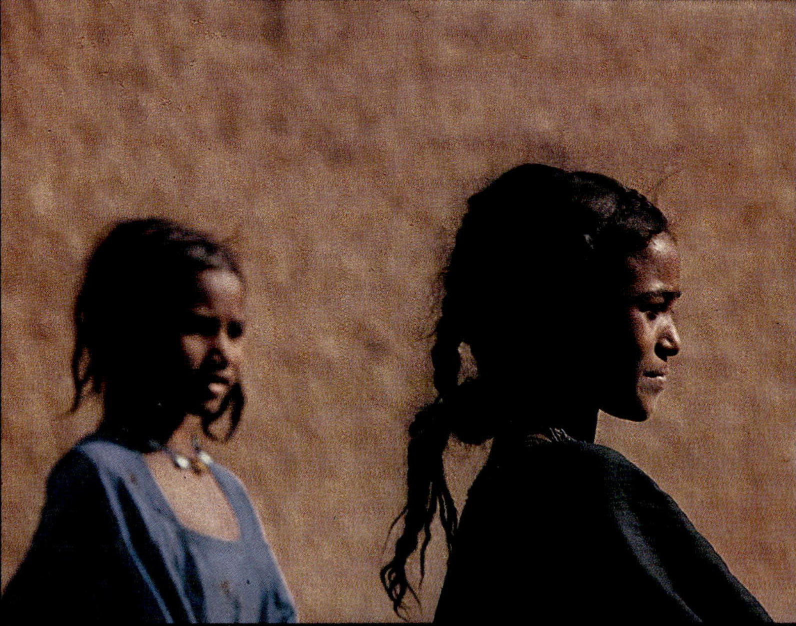

4

6

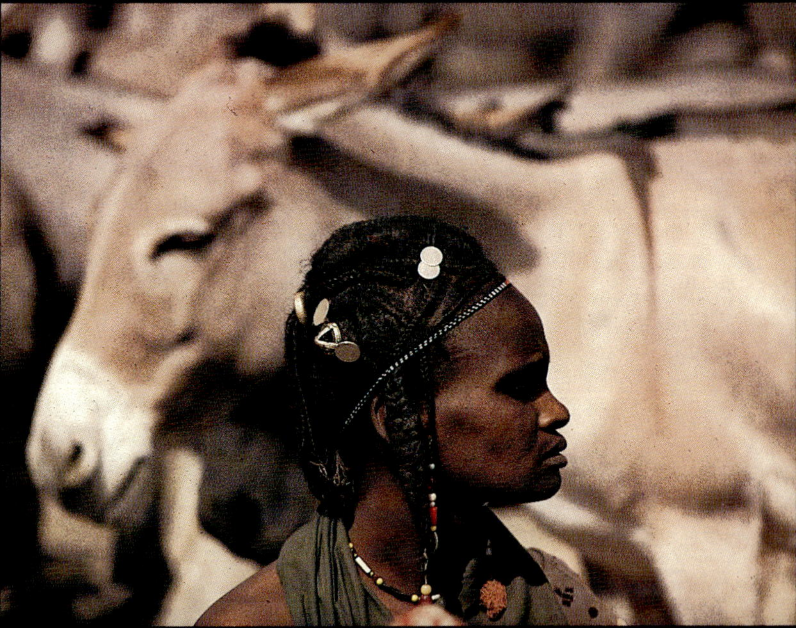

5

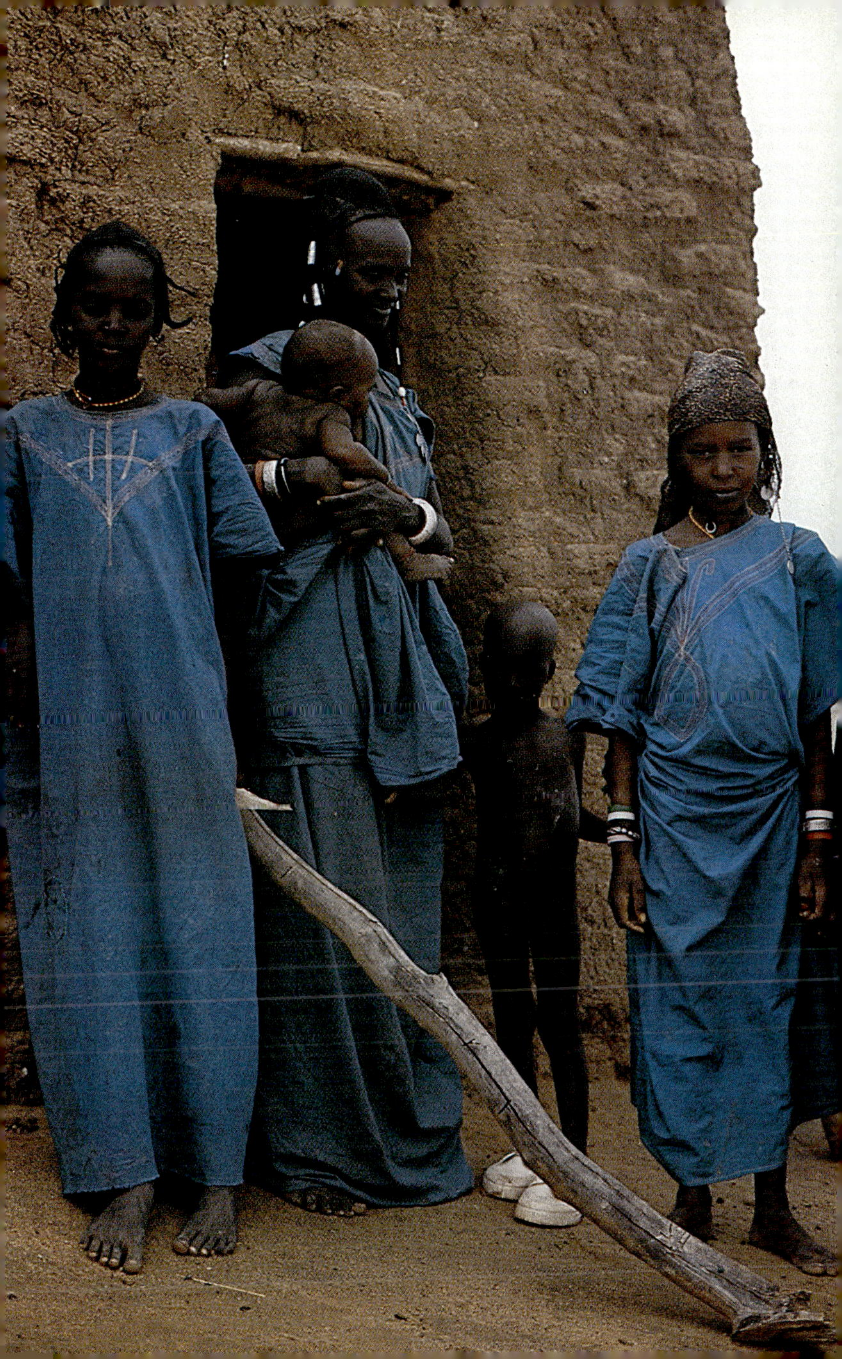

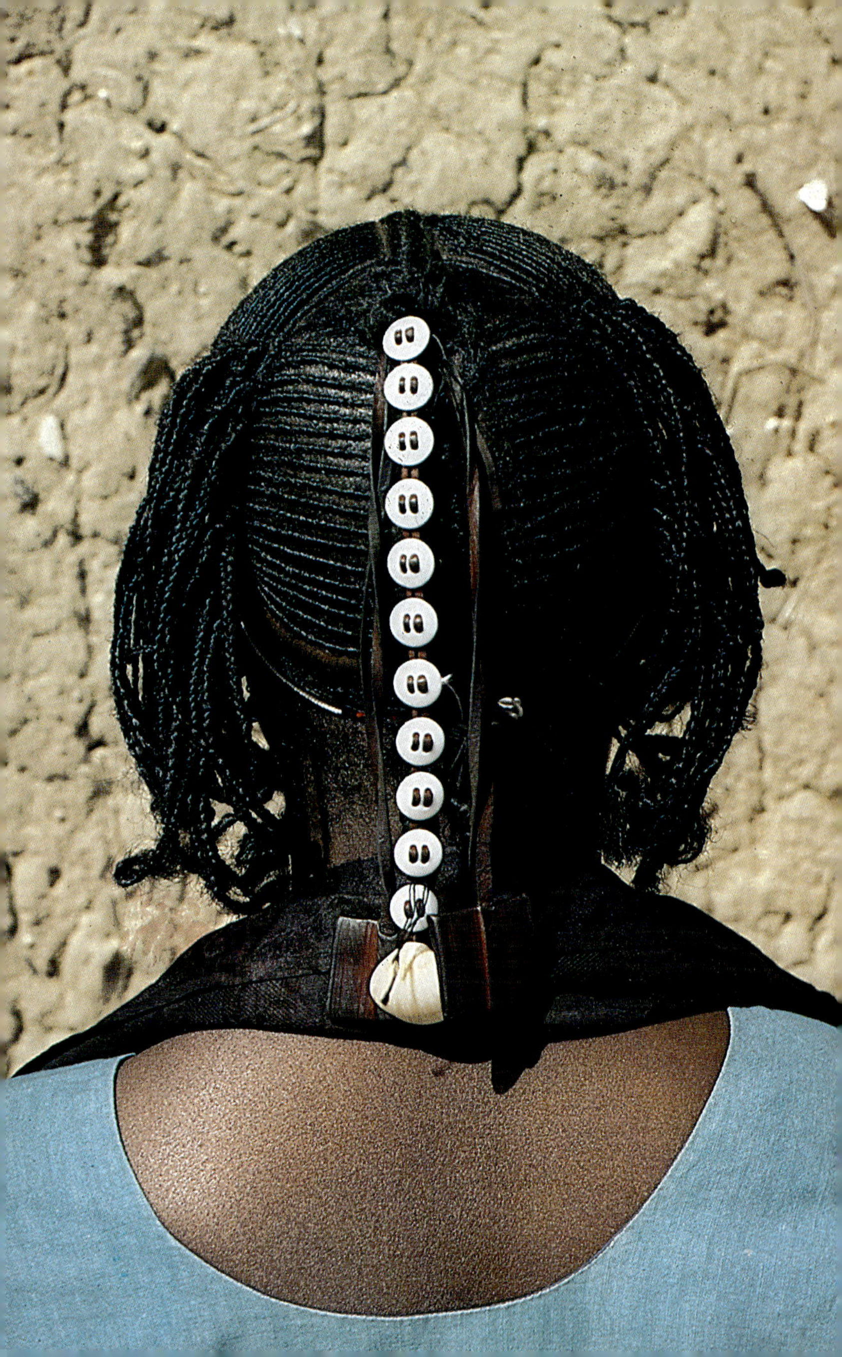

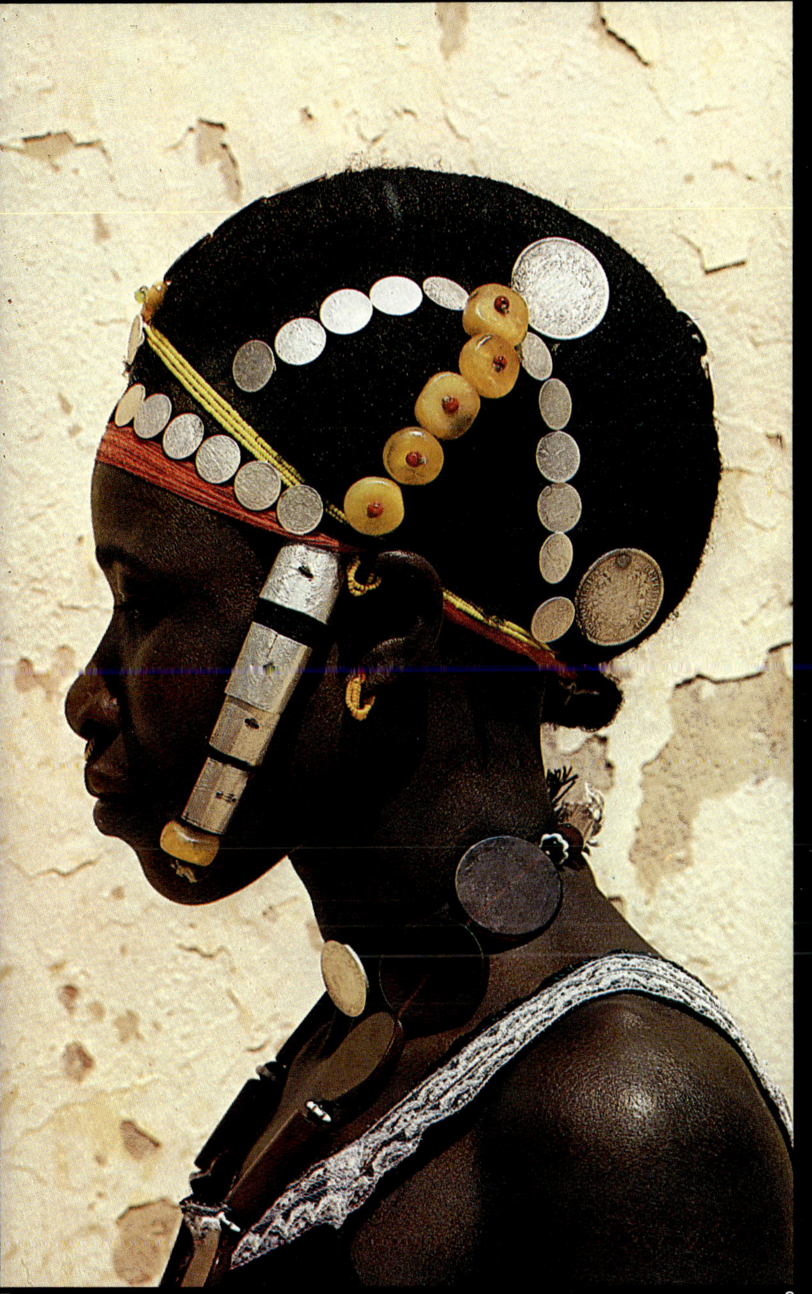

7

8

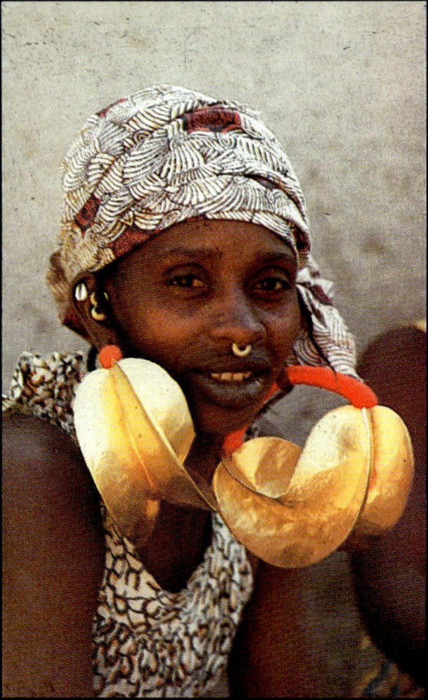

9

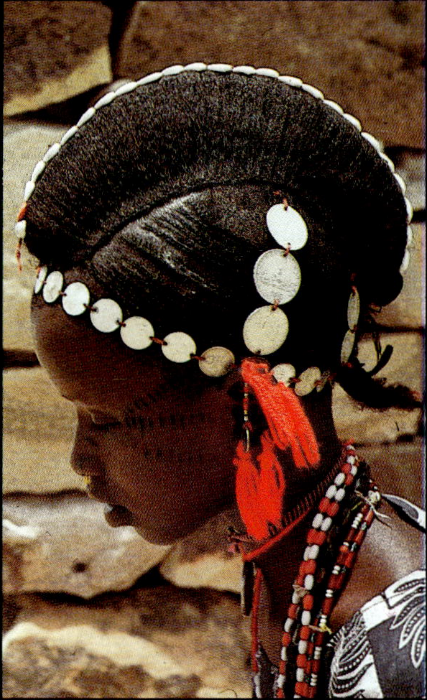

10

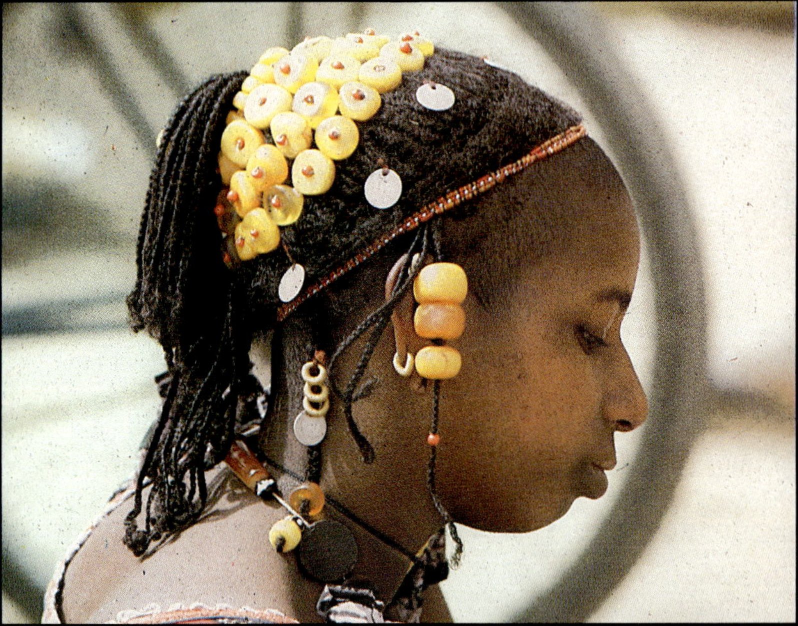

11

12

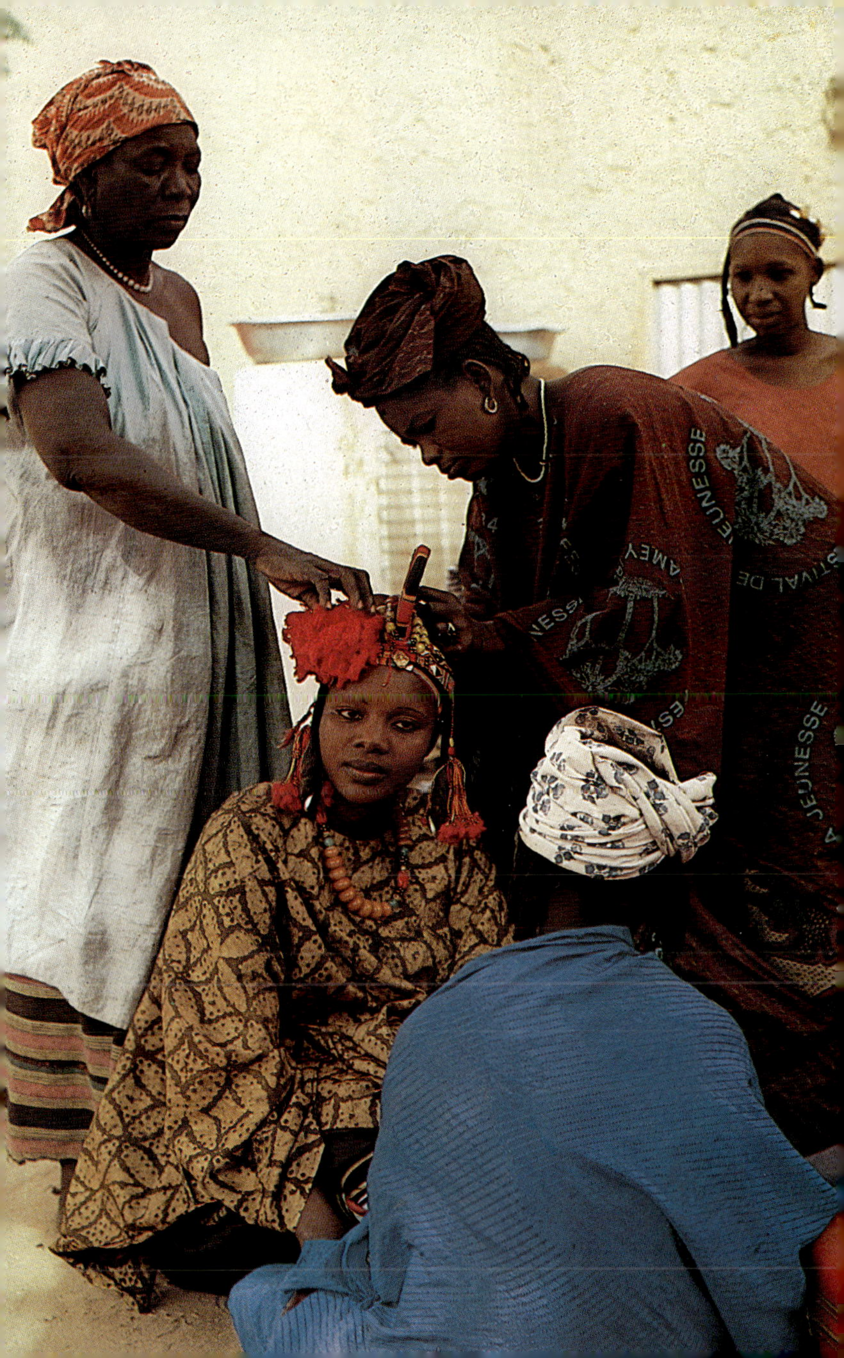
JEUNESSE

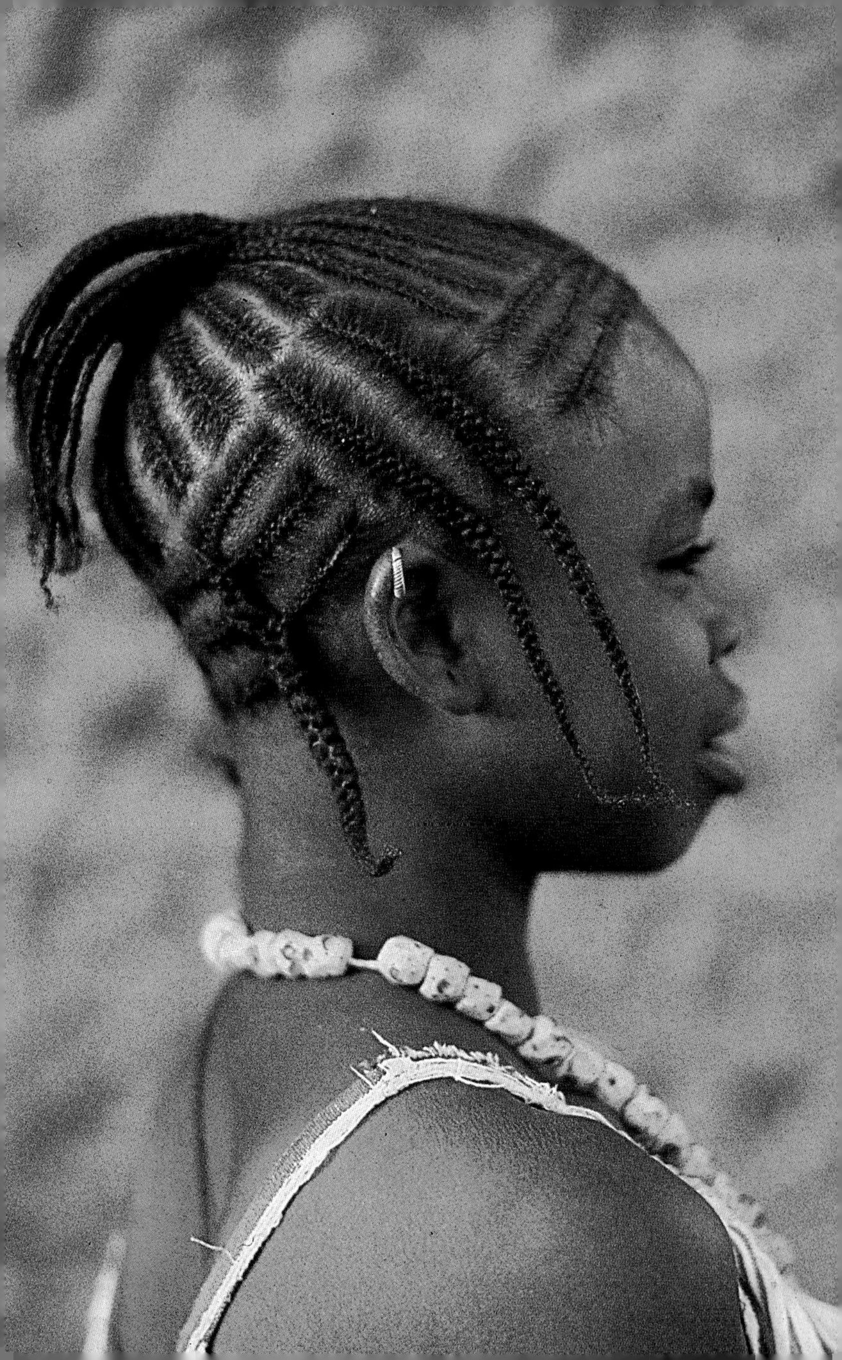

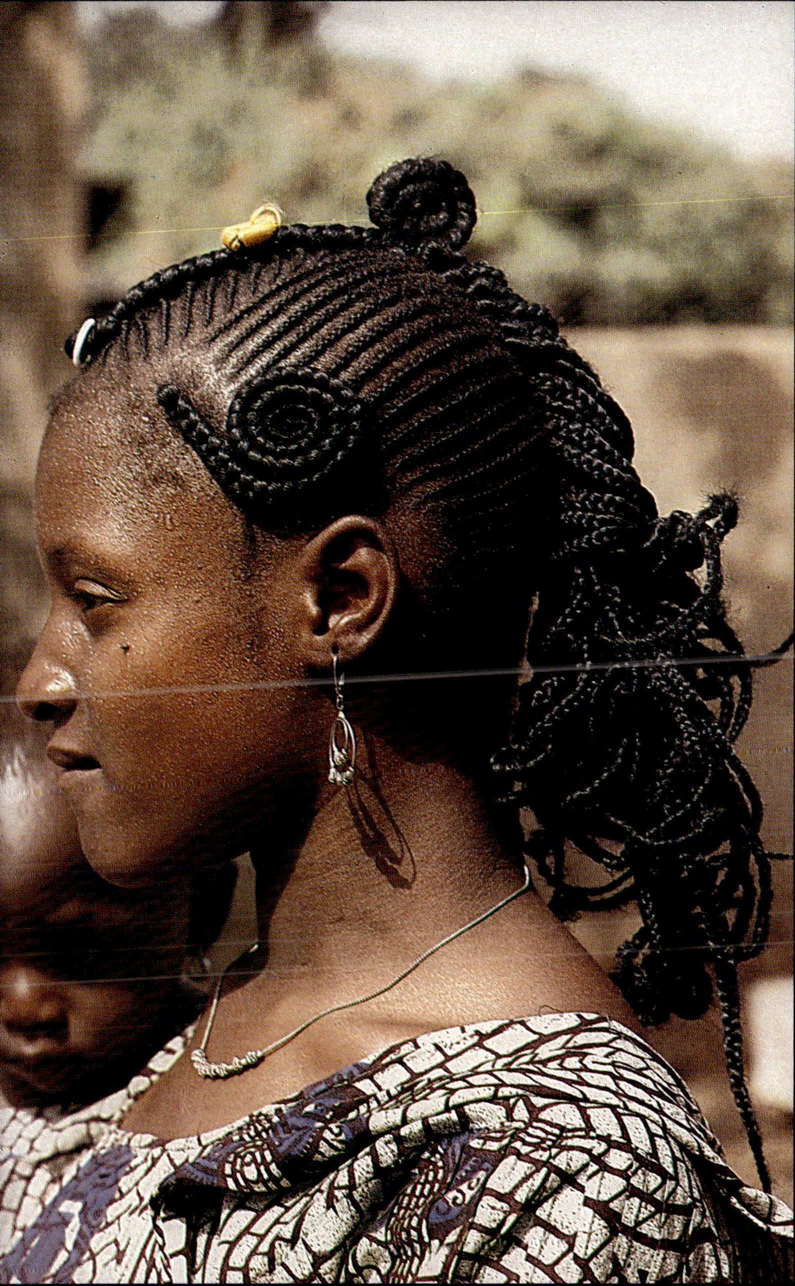

13 14

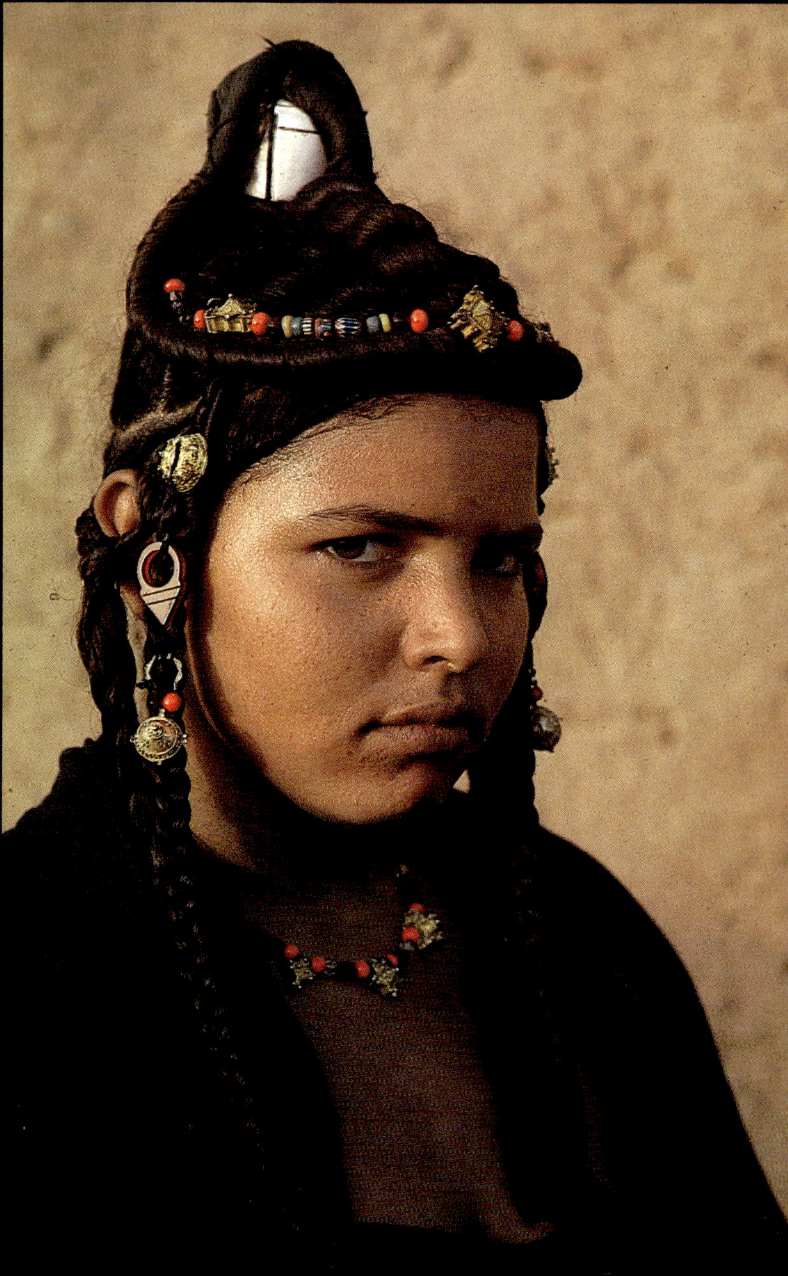

15

16

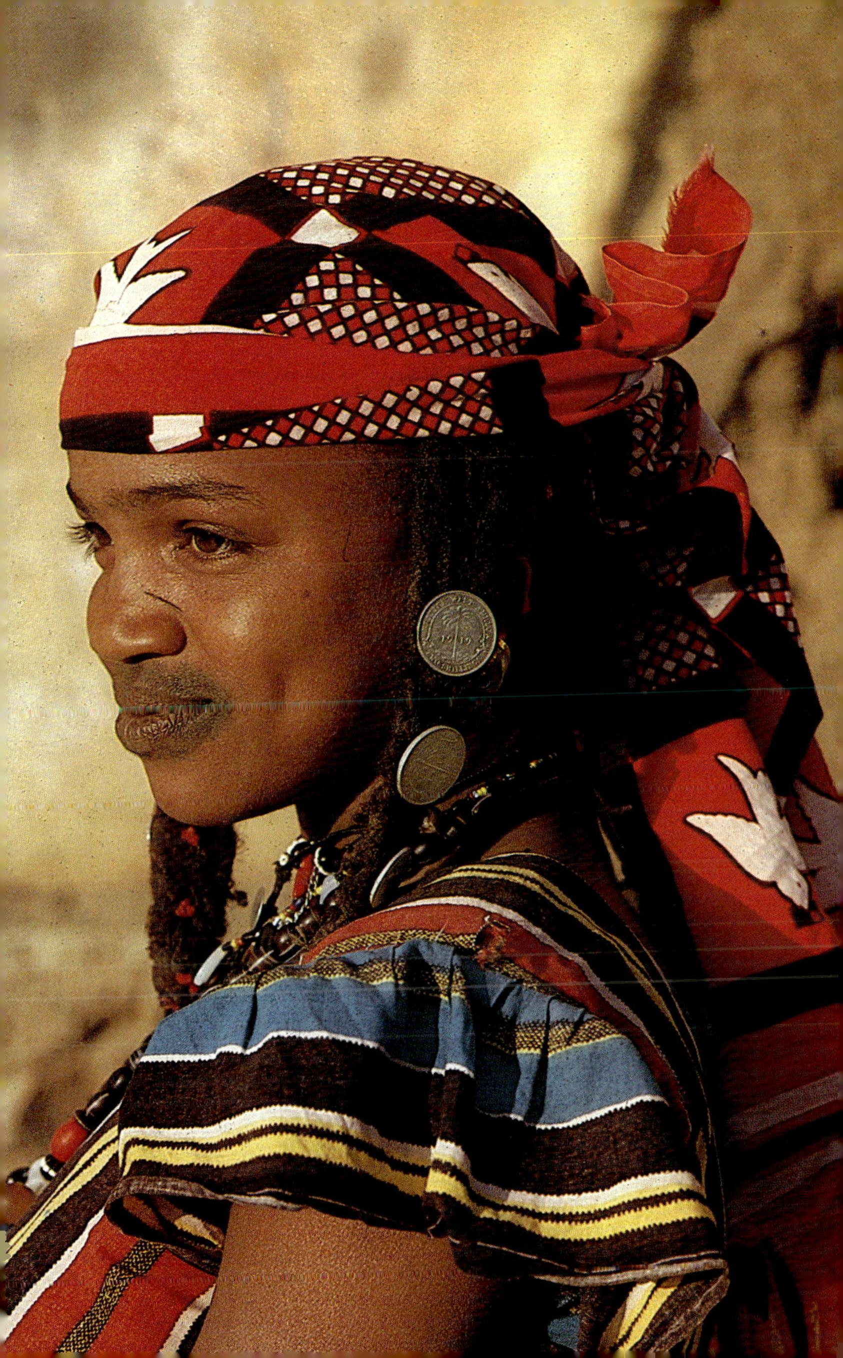

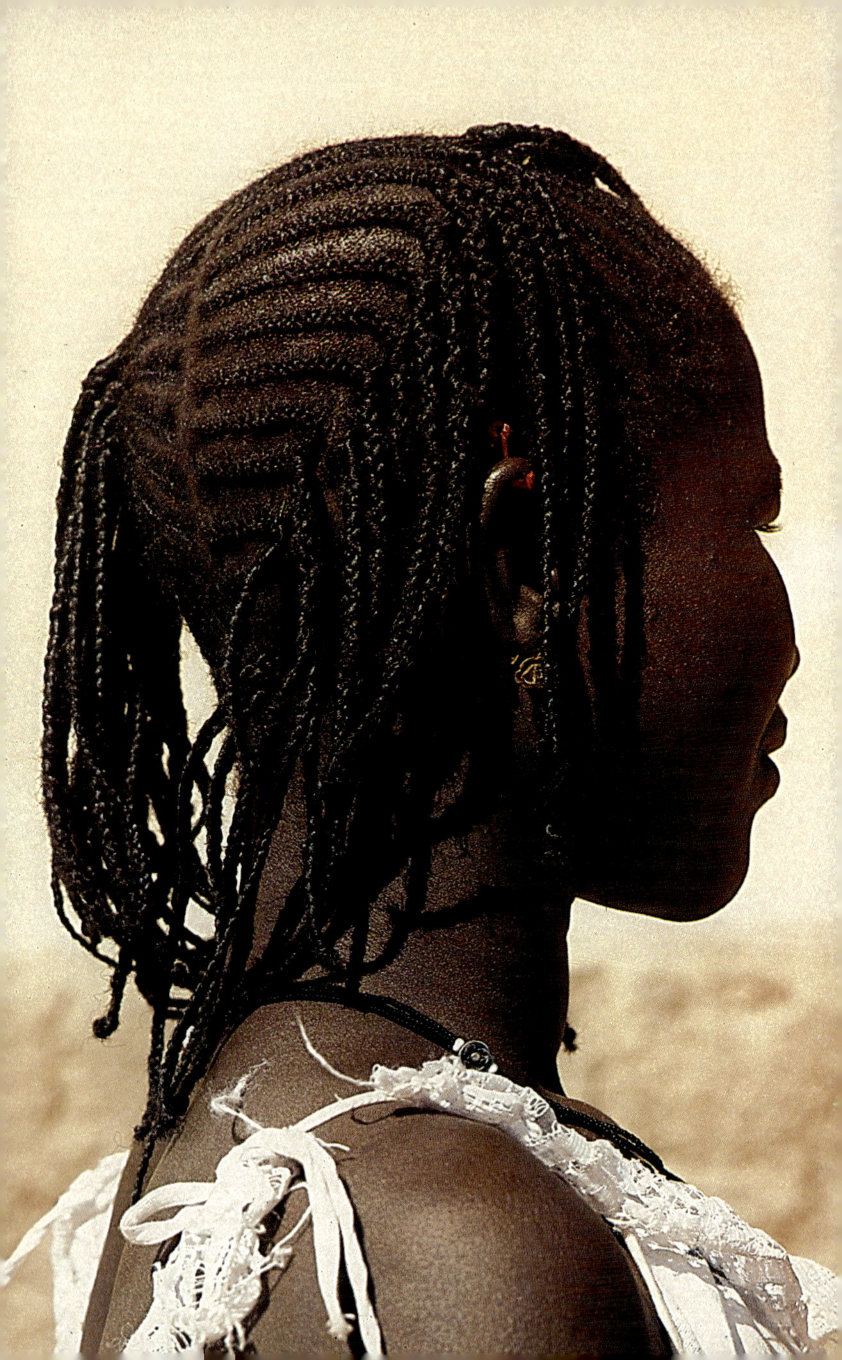

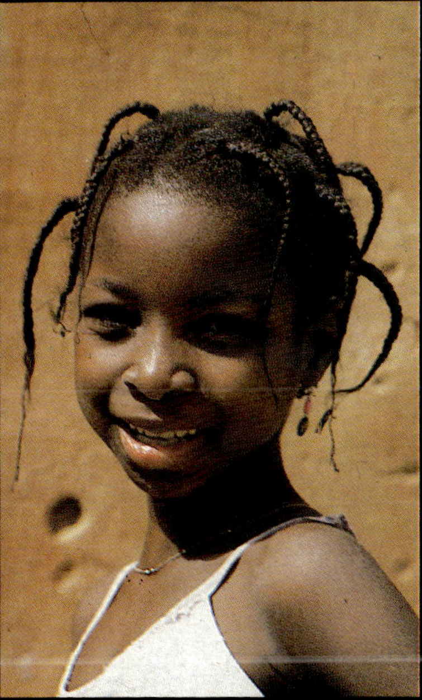

18

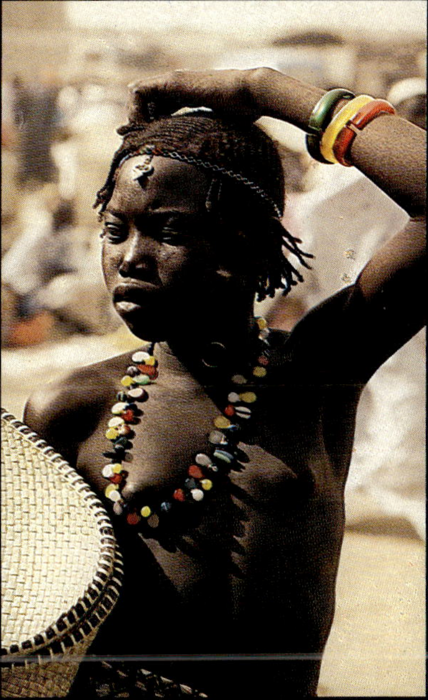

19

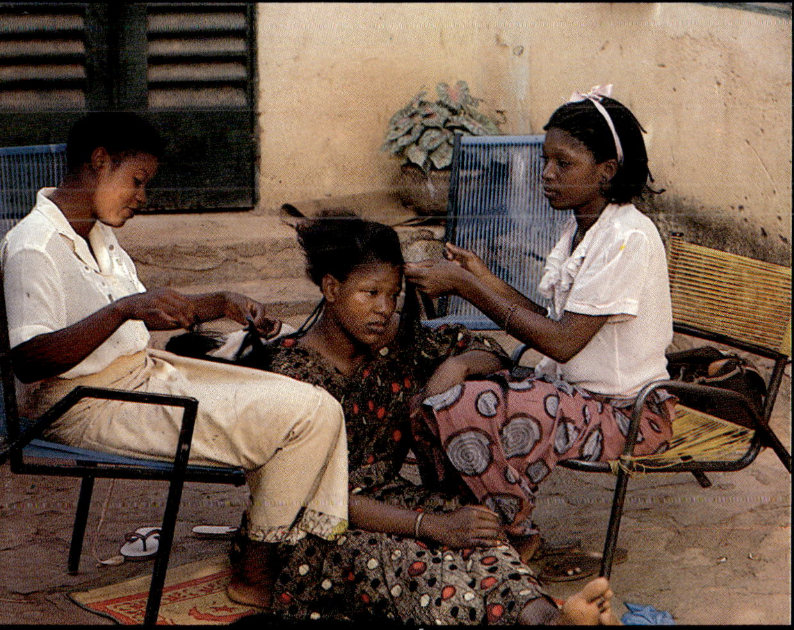

7

20

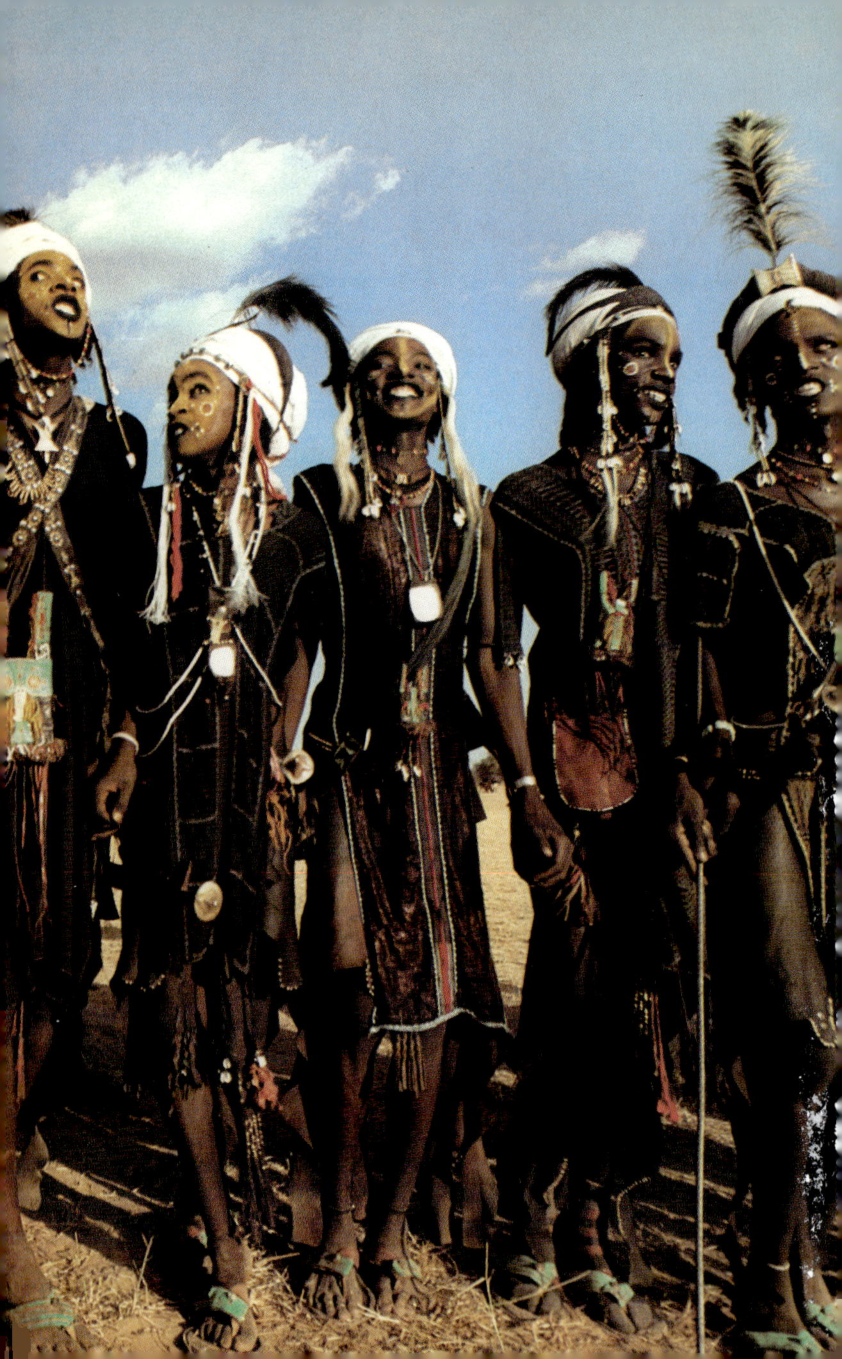

ertragen werden sollen. Im *soro*-Ritual verliert der Junge ›das Schlechte seiner Mutter‹ (*halleere inna ma*) und wird durch die Schläge ein Erwachsener wie sein Vater. Entsprechend der narzißtischen Persönlichkeitsstruktur der Fulbe sind diejenigen die edelsten und kommen dem Fulbe-Männlichkeitsideal am nächsten, ›die viel Schläge ertragen‹ und ›viel Schläge ihren Kameraden versetzen‹. Denn seinen *soro*-Partner zu schlagen bedeutet, ihm viel Ehre zuteil werden zu lassen und ihm die Möglichkeit zur Erreichung der höchsten Vollkommenheitsstufe zu gewähren. Das größte Ziel des Fulbe-Jünglings ist es, die Schmerzen mit Gelassenheit zu ertragen. Dazu stellt er sich mit nacktem, hoch aufgerichtetem Oberkörper vor seinem schlagenden Kameraden auf, die Arme um den Kopf gelegt, mit gekreuzter Beinstellung. Von der Hüfte bis zu den Beinen ist er mit einem Lederschurz und einem reich bestickten Wickelrock gekleidet; Amulette zieren den Hals und die Brust. Lang fallen die geflochtenen Haare auf die Schultern. Unter den Stockhieben wirft er den Kopf zurück, um seinen Gesichtsausdruck mit Hilfe eines am Schwertgriff befestigten Spiegels zu kontrollieren (vgl. Dognin, 1978, S. 306 ff.).

Das Schönheitsstreben der Wodaabe erreicht seinen Höhepunkt in der *jereol*-Zeremonie (vgl. Farbt. 21), zu der sich die Angehörigen verschiedener Verwandtschaftsgruppen am Ende der Regenzeit im Busch versammeln. In apollinischen Gruppentänzen, in langen Reihen vor den Mädchen aufgestellt, präsentieren die Jungmänner ihre Schönheit, die mittels reichlicher Kosmetik und aufwendiger Frisuren exzessiv gesteigert wird. Vor dem Fest bringen die Tänzer viele Stunden damit zu, sich zu schminken, zu schmücken und die Haartracht anzulegen. Der Haaransatz wird hoch abrasiert, um das Gesicht größer erscheinen zu lassen; das Haupthaar ist in horizontale Muster aufgeteilt, lange Zöpfe verdecken die Ohren. Das Gesicht wird mit Ocker gelb gefärbt, die Nasenlinie betont; Augenbrauen und -lider sowie die Lippen schwärzt man mit Kohlepulver. Kreis- und Strichmännchenornamente zieren die Wangen, Mundwinkel und Kinnpartie. Der Kopf wird in einen weißen Turban gewickelt, um den sich blitzende Messing-Amulette im Tuareg-Stil legen. Überreich bestickt sind die baumwollenen Tuniken, die über dem Ziegenlederschurz getragen werden. Glitzernde Zierketten aus Messing- und Glasperlen fallen von den Schläfen herab. Eine in den Turban gesteckte Straußenfeder bildet den Blickfang dieser Festtagstracht.

In der übrigen Zeit des Jahres sind die Wodaabe-Hirten schlicht und spartanisch mit einem einfachen Lederschurz oder *boubou* gekleidet, sie behalten jedoch ihre Zopfhaartracht bei. Viele Wodaabe gelten als hervorragende Magier und Kenner der traditionellen Medizin. Auf den Märkten handeln sie mit einer Vielzahl von magischen Produkten, etwa mit getrockneten Pflanzenteilen und Tierfellen, die, in Amulette eingenäht, große Wertschätzung auch bei anderen Ethnien genießen.

Die klassische Haartracht der Wodaabe-Frauen ist vermutlich eine der ältesten afrikanischen Frisuren überhaupt. Wie die Männer rasieren auch sie den Haaransatz ab, so daß die hohe, edel gewölbte Stirn sichtbar wird. Das charakteristische Merkmal dieser Haartracht ist ein mächtiger Knoten (französisch: *chignon*), der über die Stirne nach vorne hängt (vgl. Farbt. 1). Bereits auf neolithischen Felszeichnungen im Acacus-Gebirge der libyschen Sahara finden sich Darstellungen weiblicher Personen, die einen Helmschopf oder Stirnhaarknoten tragen. Da sie sehr oft in Begleitung von Rinderherden und zusammen mit kuppelförmigen Mattenzelten abgebildet sind, deuten BRUGGMANN und HUGOT (1970, S. 149) diese Menschen mit dem ›phrygischen Haarknoten‹ als Frauen der Proto-Fulbe. Ähnliches trifft übrigens auch für die Kleidung dieser ›neolithischen Hirten‹ zu: Die Frauen tragen knielange Schürzen (Wickelröcke), die Männer Fell- und Lederschurze – Kleidungsstücke, die man heute noch bei den Wodaabe vorfindet. Die Parallelen lassen in Umrissen erkennen, daß die Fulbe Wodaabe wohl am ehesten als Nachkommen der jungsteinzeitlichen Sahara-Hirten (um 4000 v. u. Z.) gelten können (vgl. SCHIFFERS, 1972, S. 299 ff.).

Zu ihrer Haartracht legen die Wodaabe-Frauen einen besonderen Ohrschmuck an, der aus acht bis zwölf großen Aluminium- oder Messing-Ohrringen (*yamde*) besteht. Stirn, Wangen, Mundwinkel und Kinn zieren feine, blaue, geometrische Tätowierungen, die besonders gut mit dem rötlichen Teint harmonieren. Dieser Körperschmuck hat neben einer ästhetischen Wirkung auch eine magische Funktion: Er soll vor dem ›Bösen Blick‹ und vor ›übler Nachrede‹ schützen. Anstelle eines Schleiers trägt die Wodaabe-Frau eine mit Indigo gefärbte Baumwolldecke, die zusammengefaltet den Kopf vor den Sonnenstrahlen schützt.

Die Haartrachten der Fulbe im Nigerbogen

In den südsahelischen Landstrichen des Nigerbogens – im Gourma von Mali bis in den Nordosten von Burkina-Faso (Obervolta) im Gebiet des alten Fulbe-Emirates Liptako und der Region Oudalan – leben zahlreiche kleinere nomadische bzw. halbseßhafte Fulbe-Gruppen, deren Lebensgrundlage die Haltung von Rindern und Kleinvieh ist. Viele dieser Stammesfraktionen siedeln seit Jahrhunderten in der Nachbarschaft von seßhaften Völkern (Songhay, Kurumba und Mossi-Gourmantché) und haben von diesen mancherlei Züge der ästhetischen und materiellen Kultur übernommen. Auch haben sich im Laufe der langen Geschichte verwandtschaftliche Verbindungen zwischen dem ›hamitischen‹ und dem negriden Element ergeben, weswegen viele der Fulbe im Südsahel dunkelhäutiger sind als die Wodaabe im Niger. In entlegeneren Gebieten der Region wie beispielsweise in der Umgebung von Hombori (Mali), im Seno Gondo und im Oudalan haben sich hochinteressante Frisurenstile erhalten können, die die räumliche Nähe der alten Songhay-Metropole Gao verraten. Eine der hiesigen Stammesfraktionen, die Fulbe Gaobe (›die Fulbe von Gao‹), sind auf ihren Weidewanderungen vom Nordsahel allmählich in das alte Siedlungsgebiet der Mossi, Gourmantché und Tuareg im Norden des heutigen Burkina-Faso vorgedrungen. Das Grundmotiv der weiblichen Gaobe-

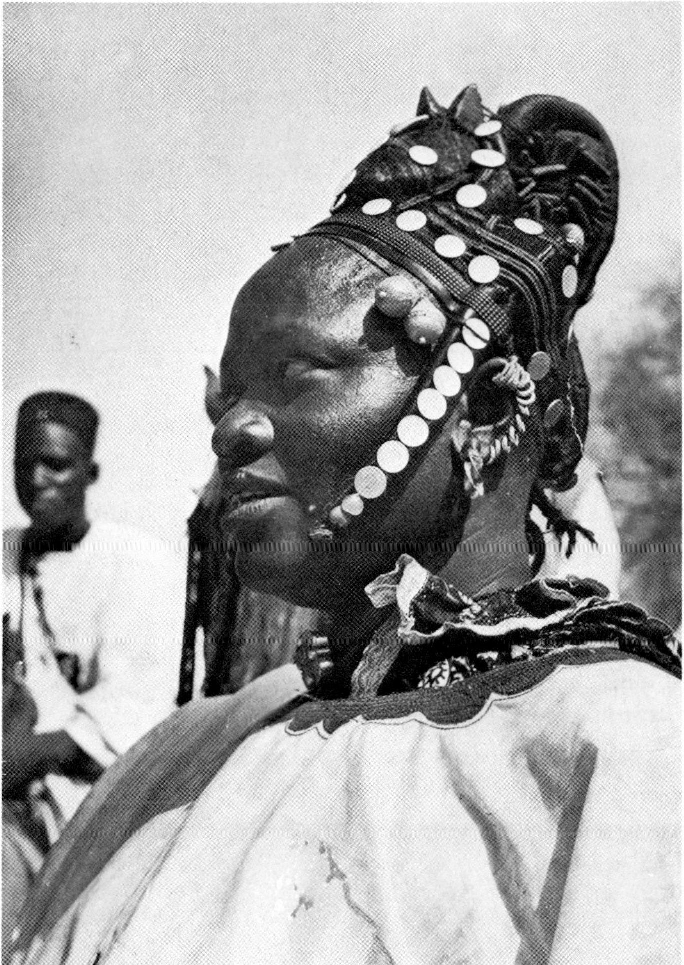

36 Fulbe-Frau aus der Umgebung von Hombori (Mali); historisches Foto

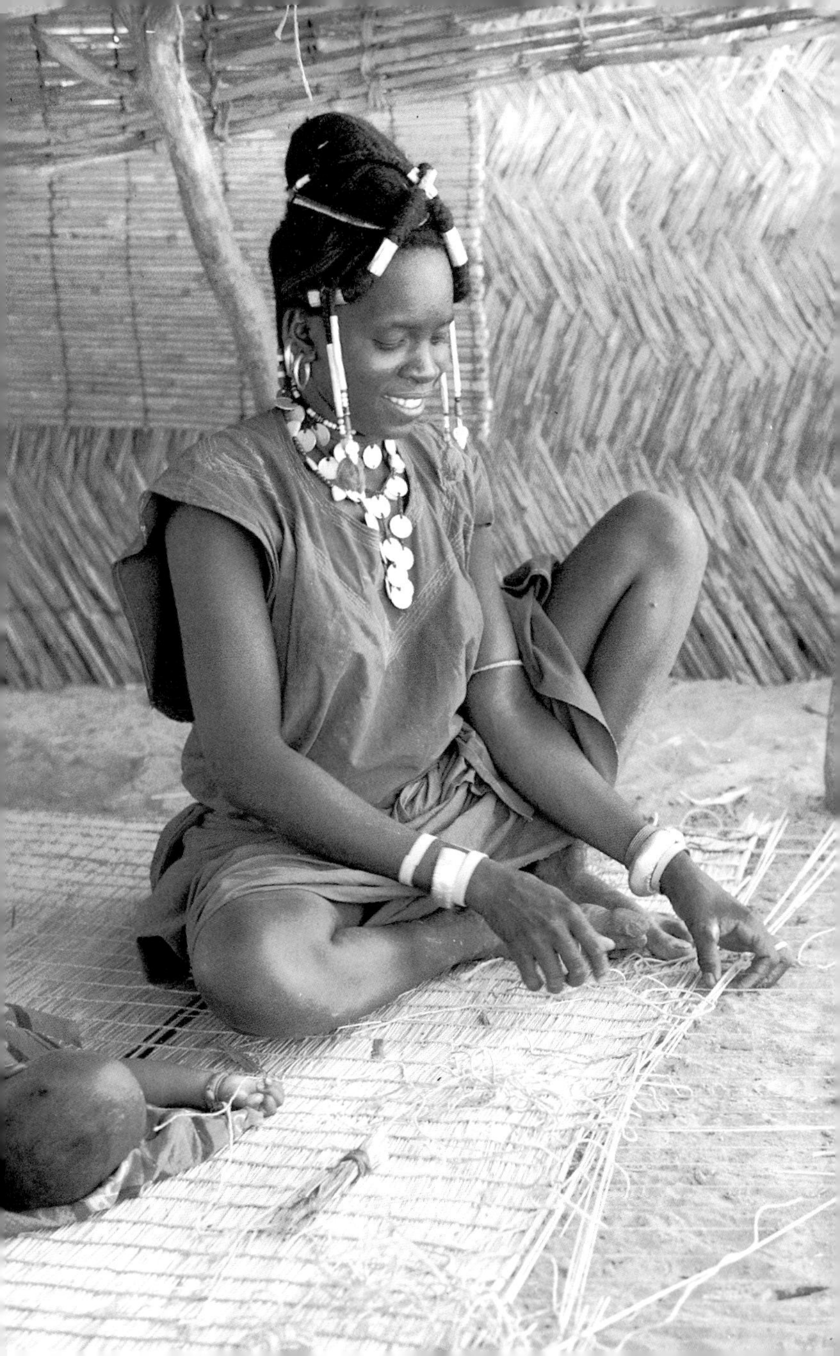

Haartracht ist der ›Hahnenkamm‹ (vgl. Farbt. 2, 5, 6) ein mächtiger, mit Kunsthaar und Stoffteilen aufgepolsterter zentraler Haarwulst, der von der Stirn über den Kopf bis in den Nacken reicht, wo er als geschwungener Zopf auf den Rücken fällt. Seitlich umrahmen die Ohren mehrere dünne Zöpfe. Bemerkenswert sind die Wangenzöpfe, die bei manchen Fulbe-Frauen in der Gegend von Hombori das Gesicht umrahmen. Sie gleichen in ihrer geschwungenen Form den Hörnern der vielgeliebten Rinder (vgl. Abb. 36).

Auch die Fulbe-Frauen des Gourma und Oudalan lieben es, sich reich zu schmücken. Die Wangenzöpfe sind entweder mit österreichischen Maria-Theresia-Talern und alten silbernen 20-Franc-Münzen bestückt (vgl. Farbt. 16) oder mit Zopfhülsen aus geschmolzenem Silber umwickelt. Bei den ärmeren Fulbe Gaobe können diese Zopfhülsen, die übrigens reiches geometrisches Punz-Dekor aufweisen, auch aus dem dünnen Metallblech von Weinflaschenköpfen hergestellt sein. Den Haaransatz betonen die Gaobe-Frauen mit schmalen Glasperlen- oder Silberschmuckbändern. Außerdem werden Kauri-Schnecken, Silberkettchen, Münzen und bunte Glasperlen an den Zopfenden befestigt – der Phantasie sind keine Grenzen gesetzt. Die vielfältigen Variationsmöglichkeiten deuten auf die große regionale Aufsplitterung der Fulbe-Gesellschaft im Südsahel hin. Während die nomadischen Gaobe-Frauen meist in leuchtend blaue Baumwoll-*boubous* gekleidet

◁ 37 Eine der zahllosen Frisurenvarianten bei den Fulbe Gaobe im Oudalan (Nordosten von Burkina Faso)

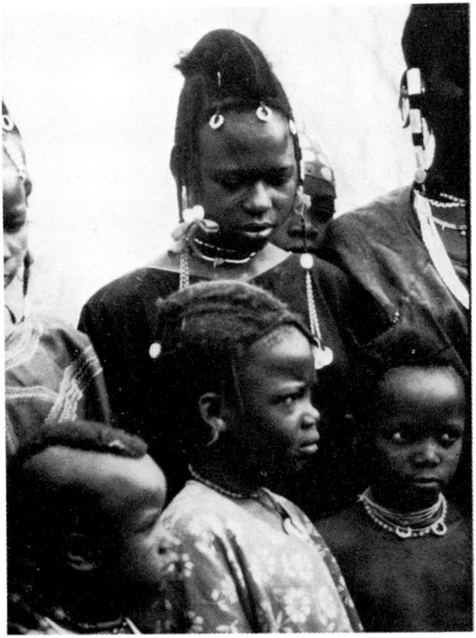

38 Kinderhaartrachten bei abhängigen Rimaybe Baraabe im Oudalan (Burkina Faso)

sind, ziehen es die Frauen der an Rindern noch reicheren Fulbe Djelgobe (Region Djibo-Aribinda im Norden von Burkina Faso) vor, grellrote Gewänder und Kopftücher zu tragen. Haartracht, Schmuck und Farbgebung der Kleiderstoffe dienen bis in die Gegenwart hinein zur Unterscheidung der einzelnen Sippen.

Fulbe-Frisuren im Nigerbinnendelta von Mali

Die Frisurenstile der Hirten-Fulbe im Nigerbinnendelta von Mali, dem sogenannten Massina, gehören zu den extravagantesten und reichsten im gesamten westafrikanischen Raum. Hier im von der Natur aus reichlich begünstigten Herzen von Mali, wo der Niger und sein Hauptnebenfluß Bani mit zahlreichen wild ausufernden Flußarmen ein alljährlich weit überflutetes ›Binnendelta‹ geschaffen haben, entstand seit dem ausgehenden Mittelalter ein Fulbe-Siedlungsgebiet. Die reichen *bourgou*-Weidezonen, die im Zuge der sommerlichen Nigerflutwelle entstehen (*bourgou* = *Echinochloa stagnina*-Gras), bildeten seit dem 14. Jahrhundert einen Anziehungspunkt für zahlreiche Hirtenfamilien aus dem übervölkerten Hochland von Guinea. Unter dem theokratischen Fulbe-Herrscher Sekou Ahmadou (1818–1845) wuchs dann schließlich ein durchorganisiertes Staatswesen islamischer Prägung heran, dessen kulturelles Erbe bis heute fortbesteht. Nach GALLAIS (1984) leben in diesem Raum 130000 Fulbe; ein Großteil davon *peuls rouges*, reinrassige Hirten, die ähnlich

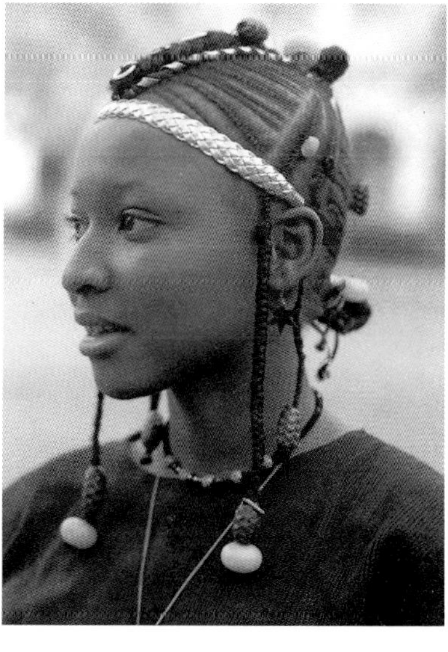

39 Fulbe Gabero-Frau aus Ost-Mali

wie die Wodaabe eine reiche geistige und materielle Kultur bewahrt haben. Die wichtigste der hiesigen Fulbe-Gruppen sind die Dialloube, die seit dem 14. Jh. in diesem Raum leben. Mit dem Zerfall des Mali-Reiches fanden sie hier ihre neue Heimat. Zu den für unsere Fragestellung interessantesten pastoralen Fulbe-Gruppen zählen weiter die an Rindern reichen Fulbe Ouro Ali, die im Umkreis von Djenné siedeln, aber auch die Ferobe, die Fulbe Sebera im ›Zweistromland‹ des Bani-Niger und die Angehörigen des adlig-geistlichen Torobe-Clans in den Landstrichen des Massina zwischen Ténenkou und dem Debo-See.

Die prächtigsten Frisuren finden wir heute in den klein gekammerten Landschaften des Djenneri, Yongari und Diassougouri bei den Fulbe Ouroube und Ferobe. Ihren Reichtum dokumentieren die hiesigen Fulbe-Frauen und Mädchen mit einem Kopfputz, der durch die üppige Verwendung von Ambra (Bernstein)-Kugeln entsteht, die den Kopf wie eine Kappe bedecken (vgl. Abb. 6). Die Grundfrisur der jungen unverheirateten Hirtenmädchen ist relativ unkompliziert. Das Kopfhaar wird vom Haaransatz gleichmäßig radial in kleinen Zöpfchen zum Hinterkopf hochgeflochten, von wo es in einem vielzöpfigen Pferdeschwanz zum Nacken fällt (vgl. Farbt. 11). In dem geflochtenen Haar befestigt man in mehreren Reihen übereinander auf Lederriemchen genähte Bernsteinkugeln (*alloubanadji*). Ein schmales Stirnband aus bunten Glasperlchen markiert den Haaransatz. An diesem Band hängen häufig Silbermünzen und winzige, ziselierte Goldringe (*ferge*), die auf der Stirn aufliegen. Ganze Serien dieser *ferge*-

Goldringe zieren die kleinen Zöpfe, die vor den Ohren herabbaumeln, sie werden von den verheirateten Frauen aber auch direkt am Außenrand der Ohrmuschel befestigt. Ein kleiner goldener Nasenring (*sanare*) vervollständigt diesen einzigartigen, kostbaren Kopfputz, den die Fulbe-Mädchen und verheirateten Frauen besonders gerne an Markttagen zur Schau stellen. Die dazugehörige Kleidung besteht meist aus ärmellosen, großgemusterten Rüschenblusen und einem traditionellen, indigo-blau gefärbten und mit bunten Zierstreifen gesäumten Baumwoll-*pagne* (Wickelrock), der bis an die Fesseln reicht. Dicke Fußspangen aus glänzendem Messing verleihen der bis heute lebendigen Tracht der Fulbe Djenneri einen zusätzlich erotischen Akzent.

Im Massina sowie in den Landschaften um Mopti finden wir eine vergleichbare Grundfrisur, bestehend aus einer geometrischen Haaraufteilung in kleine Zöpfchen. Nur hat bei diesen an Rindern noch reicheren Fulbe der Goldschmuck eine wesentlich größere Bedeutung. Die verheiratete Frau trägt in diesem Gebiet übergroße goldene Ohrringe (*kotone berte*), die von lokalen Goldschmieden aus einem länglichen Goldbarren zu einem vierflügeligen, muschelförmig rund geschwungenen Schmuckstück verarbeitet werden (Farbt. 9). Die Größe und das Gewicht dieses Goldschmucks geben Aufschluß über den persönlichen Reichtum der Trägerin, die das Gold entweder von ihrer Mutter erbt oder als Geschenk von ihrem Mann erhält. Die Innenflächen dieser riesigen ›Goldmuscheln‹ tragen feine Zieselierungen und Punzierungen mit geometrischem Dekor. Häufig sind abstrakte Menschen-, Pflanzen- und Rinderdarstellungen vertreten. Auch das geflochtene Kopfhaar und die Ohrmuscheln werden entsprechend den materiellen Verhältnissen mit zahlreichen kleinen *ferge*-Goldringen behängt. Zur Abrundung dieses Körperschmucks ist es im Massina Sitte, sich die Mundpartie mit einem Gemisch aus Henna, Indigo und Kohlepulver tiefblau einzufärben (Farbt. 3, 13, 16). Beim Anblick dieses üppigen Goldschmucks und der verfeinerten Körperästhetik fühlt sich der Betrachter in das mittelalterliche Mali-Reich des Kankan Moussa (1312–1337) versetzt, das weit über die Grenzen hinaus für seinen Goldreichtum berühmt war.

6 Frisurenkultur und Körperästhetik der Tuareg und ihrer Sklaven

Zu den bekanntesten nomadischen Viehzüchtervölkern in der zentralen und südlichen Sahara gehören die Tuareg (*kel tamaschek*). Der Lebensraum dieses in viele Untergruppen aufgeteilten Wüstenvolkes erstreckt sich von den Hoggar- und Tassili n'Ajjer-Gebirgen in Südalgerien bis in die südliche Sahelzone von Mali, Burkina Faso und Niger. In diesem riesigen Gebiet leben rund 300 000 Tuareg, die traditionell in großen Konföderationen (Ullemmeden, Kel Air, Kel Iforas, Kel Gress) zusammengeschlossen waren. Anthropologisch repräsentieren die Tuareg wahrscheinlich ziemlich rein den altberberischen Menschentyp. Sie sind im Vergleich zu den Negriden des Sudan schlank und hochgewachsen, haben fein geschnittene Gesichtszüge mit langer gerader Nase und ein ausgeprägtes Kinn. Der Teint variiert von einem dunkelbraunrot bis zu einem fast gelblichen Farbton. Das schwarze Haar wächst dicht und lang und ist leicht gewellt. Es eignet sich hervorragend zum Flechten von langen Zöpfen.

Gesellschaftlich kennzeichnend ist die deutliche Zweiteilung in sogenannte ›Freie‹ (*illelan*) und schwarze Abhängige. Zur ›freien Oberschicht‹ gehören der einst kriegerische Adel (*imajaren*), die tributpflichtigen Vasallen (*imrad*), die des Koran kundigen Schriftgelehrten (*ineslemen*) sowie die Handwerker (*inaden*). Die Abhängigenschicht bilden die ehemaligen Sklaven (*iklan* bzw. *bella*). Daneben gibt es eine ›halbfreie Mittelklasse‹, die sich aus Mischlingen zwischen Noblen und Abhängigen zusammensetzt (*iborroliten*, *iderfan*, *irawellen*).

Die Abhängigen (*iklan*) arbeiteten früher als Ackerbauern und Viehhirten für ihre adligen Herren. Anthropologisch gehören sie zu den sudanischen Negriden, die jedoch durch lange Endogamie einen eigenen Typus herausgebildet haben. Die strikte soziale und rassische Differenzierung der Tuareg spiegelt sich deutlich in den Frisurenstilen wider.

In kultureller Hinsicht weisen die Tuareg fundamentale Unterschiede zu den sie umgebenden Völkern auf. Bemerkenswert ist dabei die besonders angesehene Stellung der Frau, die sich in einer matrilinearen Erbfolge und in einer hoch entwickelten Liebeslyrik manifestiert. Entsprechend dem altberberischen Schönheitsideal soll die verheiratete Frau eine korpulente Figur und voll gerundete Wangen haben. Bei den Ullemmeden ist es üblich, die Dickleibigkeit der verheirateten Matrone durch eine regelrechte Milch- und Buttermast zu fördern. In engem Zusammenhang damit steht die intensive Körper- und Haarpflege, die zum Lebensinhalt der noblen *targia*(= Tuareg-Frau) gehört – bevorzugt betrieben im Liegen oder Sitzen im Schatten der Zelte. Spezielle Damen-Liegesättel mit weichen Lederkissen und einem Sonnenschutzdach dienen für eine komfortable Fortbewegung auf dem Kamel.

Trotz der jahrhundertelangen Islamisierung geht die Tuareg-Frau unverschleiert; lediglich ihre Frisur ist unter einem Kopfschleier versteckt. Der Mann hingegen verbirgt traditionell einen Teil seines Gesichtes hinter dem *litham*-Schleier. Es ist unmöglich, die ungeheure Vielfalt der weiblichen Tuareg-Haartrachten im einzelnen zu beschreiben. Es sei deshalb nur auf die wichtigsten, hervorstechendsten Merkmale dieser hochentwickelten Frisurenkunst eingegangen. Bei den großen, noblen Tuareg-Stämmen wie den Ullemmeden (vgl. Farbt. 4), Kel Air, Igouadaren oder Tengeregif begegnen wir einem Grundtyp der Haartracht der noblen *targia*: der klassischen altberberischen Zopffrisur mit einer im Vergleich zu den maurischen Stilen nur recht dezenten Verwendung von Schmuck. Das lang wachsende, üppige Haar wird im Mittelscheitel geteilt und fällt vor und hinter den Ohren in mehreren langen, dicken ›Gretchenzöpfen‹ auf Brust und Rücken herab. Diese unserem Frisurenideal des 19. und frühen 20. Jahrhunderts entsprechende Haartracht war wohl einer der Gründe dafür, daß die ersten Forschungsreisenden die Tuareg-Frauen als ›europäisch‹ empfanden. Bei genauerer Betrachtung erkennen wir jedoch auch typisch afrikanische Züge in der Haartracht der *targia*: Dazu gehören die vielen übereinanderliegenden Zöpfchen, die vom Mittelscheitel aus den Haaransatz begrenzen, oder der dünne Zopf, der auf den Mittelscheitel gelegt und mit silbernen Mekka-Ringen sowie anderem Schmuck versehen wird.

Wie für die Maurin ist auch für die *targia* die Frisur ein Gegenstand sexueller Tabus und muß deshalb grundsätzlich mit einem Schleier verdeckt werden. Bis zur Pubertät tragen die Mädchen ihr Haar offen und dürfen ihre schön geflochtenen Zöpfe zeigen. Eine besonders spielerische Variante dieser Frisur finden wir im nigrischen Azaouak-Gebiet, dem Wadi-System im südwestlichen Vorland des Air-Gebirges. Dort tragen die Jungmädchen bis zum 12. Lebensjahr einen extrem langen Zopf, der vom höchsten Punkt des Kopfes gerade über den Mittelscheitel auf Stirn und Nase fällt. Bei den westlichen Tuareg flechten die Mädchen ihr Haar auf beiden Seiten des Mittelscheitels in zahlreiche dünne Zöpfe.

Im Gegensatz zu den Fulbe und den Mauren verabscheuen die Tuareg Goldschmuck; Gold wird als ›Metall des Teufels‹ und als ›Unglücksbringer‹ angesehen. Dagegen ist Silber in Form von Ohr-, Finger- und Halsschmuck sehr beliebt. Viele Männer und Frauen tragen außerdem Amulettkästchen, die aus verschiedenen Metallen (Kupfer, Messing, Silber, Aluminium) gefertigt sein können. Trotz der Islamisierung sind magische Praktiken bei den Tuareg noch weit verbreitet. Der überaus großen Angst vor dem ›Bösen Blick‹ und vor ›übler Nachrede‹ (›Verletzung der Ehre der Frau‹) wird durch das Tragen von Leder- und Silberamuletten (*tcherot*) entgegengewirkt. In Mali bevorzugen die Tuareg ein anderes Amulett, den sogenannten *khomissar* (songhay: *houmeiza*)-Anhänger, den jede Frau um den Hals trägt. Er besteht aus fünf ineinander gesetzten, rautenförmigen weißen Muschel- bzw. Straußeneierschalen-Stücken. Die magische Zahl Fünf, die hier in Form einer abstrahierten Hand auftaucht, dient zur Steigerung der physischen Abwehrkräfte und zur Begünstigung der Fruchtbarkeit.* Das weit über die Grenzen der Sahara hinaus bekannte silberne ›Kreuz von Agadez‹, das als Brustschmuck, aber auch im Haar getragen wird, stellt nur eine Variante des in vielen regionalen Abwandlungen existierenden Kreuz-Symbols dar, das wohl von dem altägyptischen *ankh*-Lebenssymbol abstammt (vgl. FISHER, 1983).

Altberberisch ist bei den Tuareg neben der Zopffrisur auch die eigentümliche Art der Körperbemalung, der eine magische und zudem erotisierende Funktion zuzuschreiben sein dürfte. Zu festlichen Anlässen schminken sich die Frauen und Mädchen Augenbrauen und

* Die Darstellung der Fünf in Gestalt einer abstrahierten Hand, oft als ›Hand der Fatima‹ bezeichnet, ist im islamischen Raum, insbesondere im Maghreb, weit verbreitet. Obgleich vorislamischen (vielleicht phönizischen) Ursprungs, gilt die Fünf als Symbol der ›Fünf Säulen‹ (= fünf Grundgebote) des Islam (vgl. S. 136).

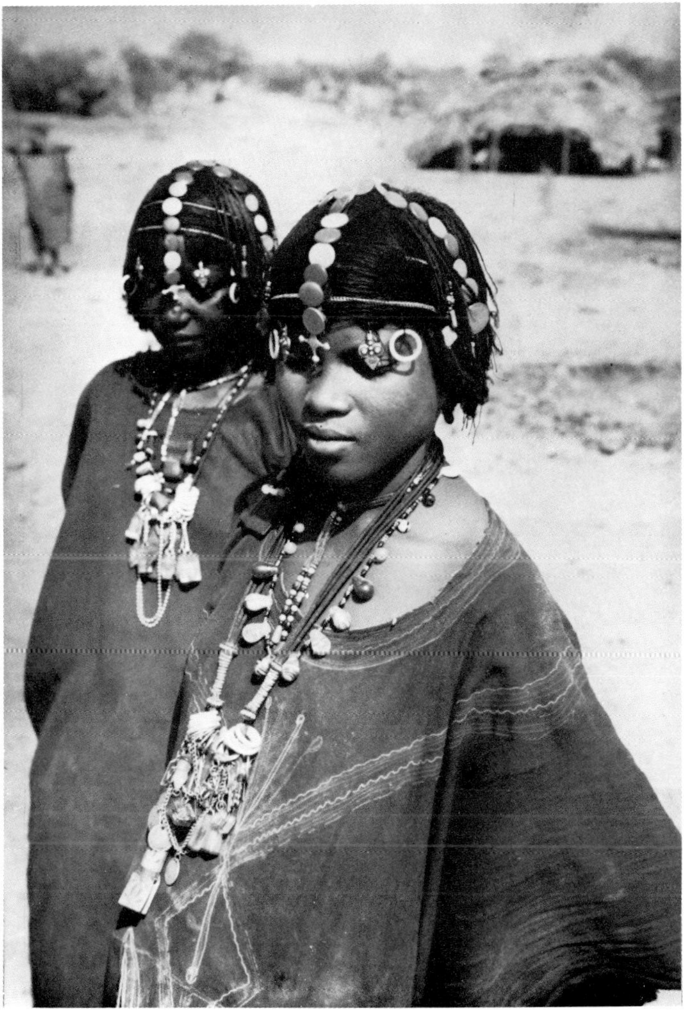

40 Im Gegensatz zu ihren Herrinnen zeigen die Frauen der Tuareg-Abhängigen *(iklan)* ihr Haar und den Kopfputz offen. *Iklan* Alkasseyten (Oudalan, Burkina Faso)

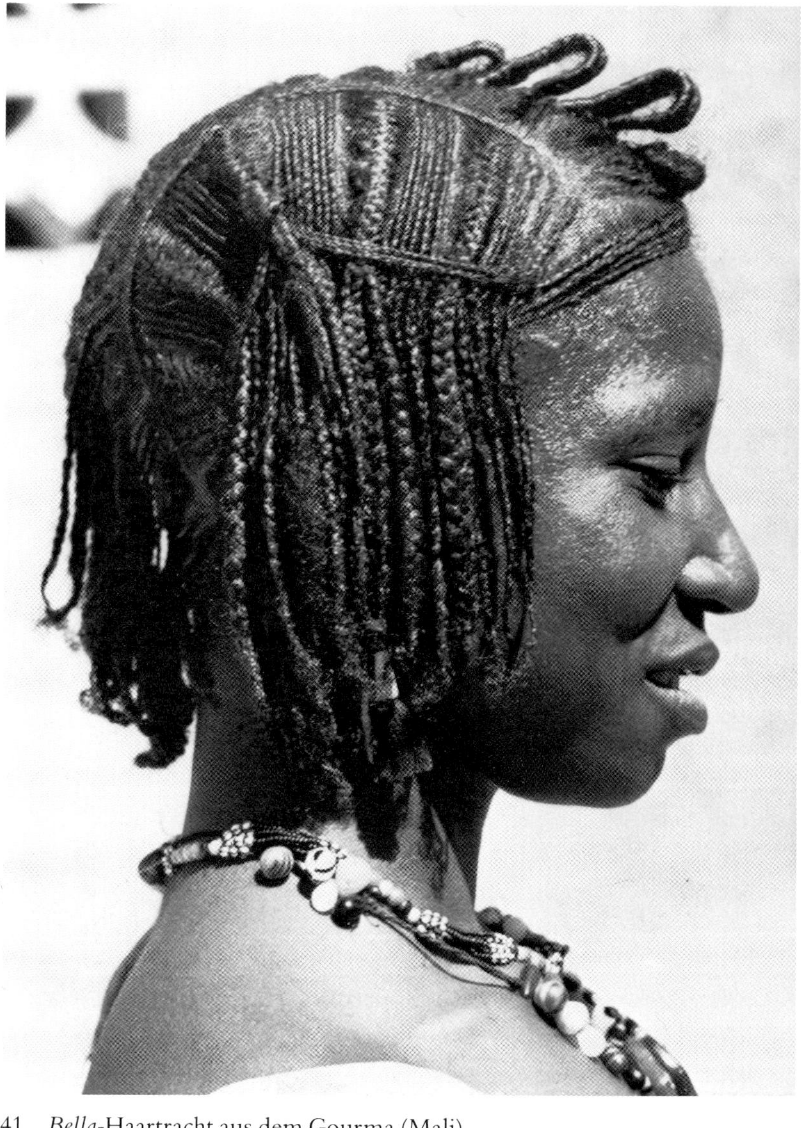

41 *Bella*-Haartracht aus dem Gourma (Mali)

Lider mit Antimon und bemalen Wangen mit Ocker und weißen Punkten.

Die Frisuren der Tuareg-Abhängigen (iklan)
Völlig verschieden von den Haartrachten der Tuareg-Freien sind die Frisuren der Frauen aus der Kaste der einstigen Abhängigen bzw. Sklaven. Auffällige Frisuren dieser sozialen Gruppe haben zweifelsohne emanzipatorische Funktionen. Seit der formellen Befreiung der *iklan* aus dem Sklavenstatus durch die Kolonialmacht wetteifern die *bella*-Frauen um die schönste Frisur. Der hervorstechendste Unterschied zu ihren adligen Herrinnen besteht darin, daß die *bella*-Frauen ihre Haare und den Kopfputz offen zeigen, ja sogar absichtlich zur Schau stellen. Der Umstand, daß früher viele *takliten* (Plural von *taklit* = *iklan*-Frau) als Sexualobjekte, Konkubinen und Leibsklavinnen ihrer Herren, aber auch von Angehörigen anderer Stämme dienten, mag diese ›Freizügigkeit‹ erklären.

Die *bella*-Haartracht vermittelt den Eindruck einer runden, kompakten, die Form des Kopfes betonenden Kunstfrisur, bei der die Vielzahl der Zöpfchen und die überaus üppige Verwendung von buntem, glitzerndem Schmuck auffällt. Das stärker gekrauste Haar macht das Flechten von dicken, langen Zöpfen unmöglich. Mehrere Längs- und Querscheitel teilen das Haar in geometrische Felder auf, wobei die Scheitellinien durch kleine Zöpfchen betont werden. Charakteristisch für die *bella*-Frisuren sind kleine Haarschlaufen, die wie ›Öhrchen‹ auf dem Mittelscheitel ruhen. Der Haaransatz wird in aller Regel durch mehrere dünne, die Stirn

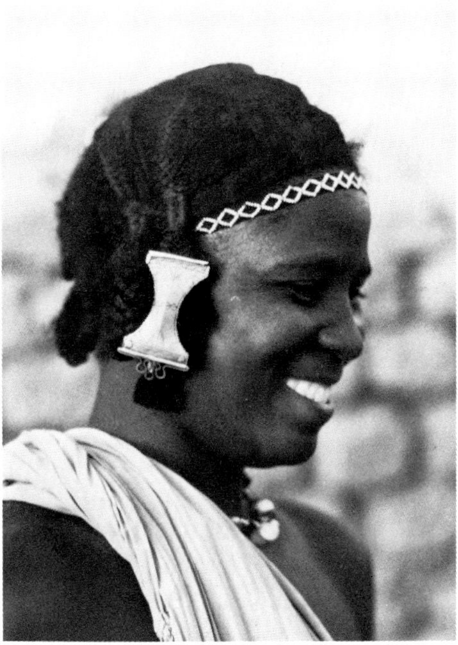

42 u. 43
Verschiedene Varianten von *bella*-Frisuren

umrahmende Zöpfchen oder mit Hilfe von Kunsthaarkordeln und Lederriemchen betont. Auffällig wirken die dicken Kunsthaar-Seitenzöpfe, die ähnlich wie bei den Songhay-Haartrachten die Ohren verdecken. Großer Beliebtheit erfreuen sich bunter Glasperlenschmuck, Silbermünzen, Muschelringe und moderner Kleinschmuck aus billigem Goldimitat. Dies alles wird auf den Zöpfen symmetrisch angeordnet und kunstvoll aufgenäht. Zu dieser Haartracht tragen die *bella*-Frauen schwere Halsketten aus Glasperlen, Messingschmuck und Muschelringe, die übrigens auch auf dem Hinterkopf befestigt sein können.

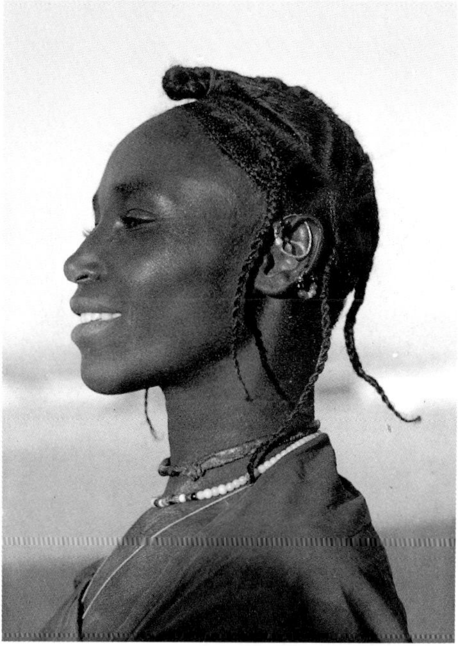

Die Haartracht der *bella* in der Umgebung von Gao ist besonders reizvoll wegen des dekorativen Kopfputzes (vgl. Farbt. 7). Als Blickfang dient ein ledernes, mit weißen Knöpfen besetztes Zierband (*koulegei*), das vom Hinterkopf in den Nacken fällt. Zusätzlich sind daran an zwei Lederbändern kleine Amulette befestigt, die sogenannten *tiwilinkaouen* (›Schmetterlingsflügel‹), die beim Gehen und Tanzen wie Insektenflügel in der Luft hin- und herflattern. Die in Dreiecke und horizontale Abschnitte sauber gegliederte Zopffrisur ähnelt in gewisser Weise den Frisuren der Songhay-Frauen (vgl. S. 45 ff.).

IV Die modernen ›städtischen‹ Frisuren

1 Neue Stile und Ausdrucksformen im Zeichen der Islamisierung, der ›Verwestlichung‹ und der politisch-kulturellen Emanzipationsbewegungen

Es gibt wohl keinen augenfälligeren Indikator für den Kulturwandel im gegenwärtigen Afrika als der hochsensible Bereich der Frisuren. Das ethnische ›Wir-Bewußtsein‹, das Gefühl, einer bestimmten sprachlich und kulturell homogenen Gruppe anzugehören, die Verwurzelung in althergebrachten Normen und Werten, die Altersklassenstruktur, der persönliche Lebensabschnitt, in dem sich ein Mensch befindet – all das spiegelt sich wider in der traditionellen Haartracht. Verläßt der Einzelne seine ethnische Gruppe, gerät er durch Migration in die Stadt, kommt er zwangsläufig in Kontakt mit der fremden, ›weißen‹ Kultur – allerdings nicht zum ersten Mal: Infolge der Kolonisation und der damit verbundenen administrativen Durchdringung des Hinterlandes, die heute von den jungen afrikanischen Staaten weiter vorangetrieben wird, durch die modernen Verkehrsmittel und den sich immer weiter ausbreitenden Tourismus, aber auch durch die Aktivitäten der Entwicklungshilfe haben – wenn auch in unterschiedlichem Maß – viele Elemente

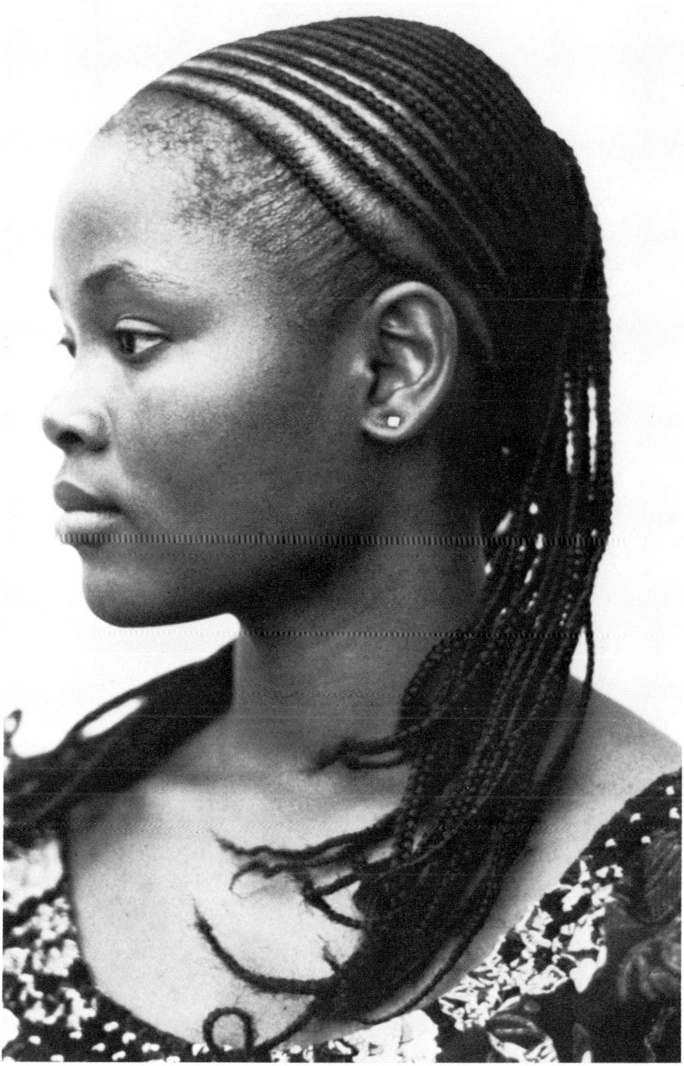

44 Auch in den Frisuren spiegelt sich der gegenwärtige Kulturwandel in Afrika wider

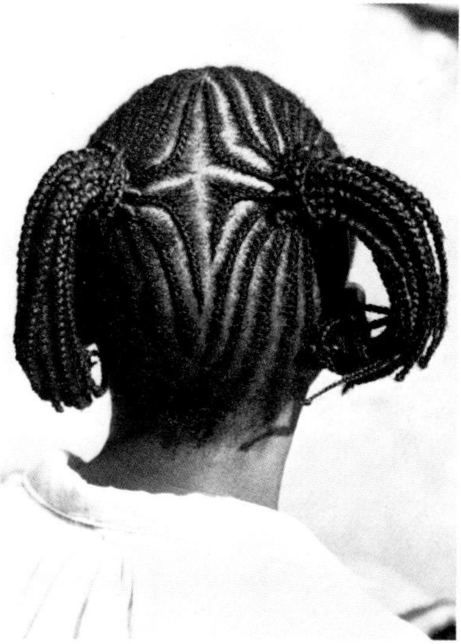

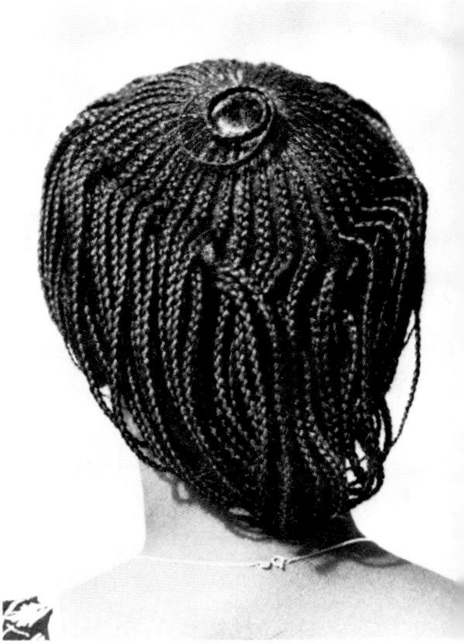

45–52 Die modernen städtischen Frisuren sind ebenso kunstvoll und variantenreich wie die traditionellen

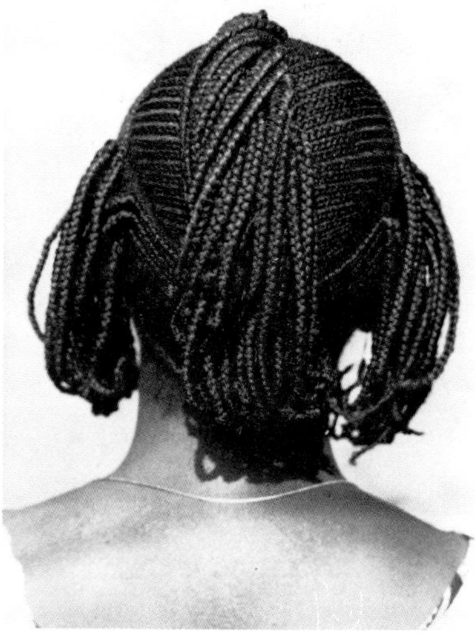

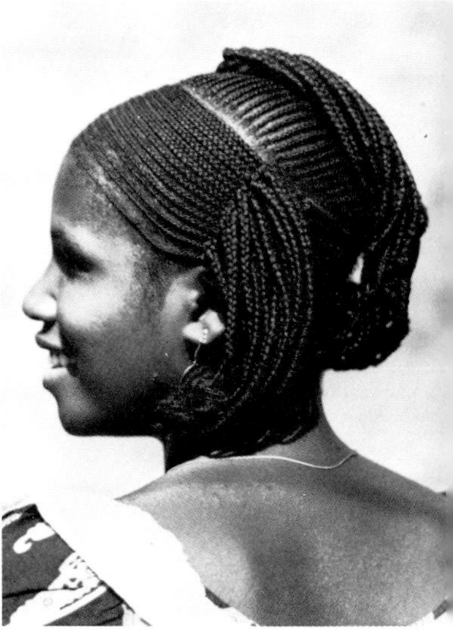

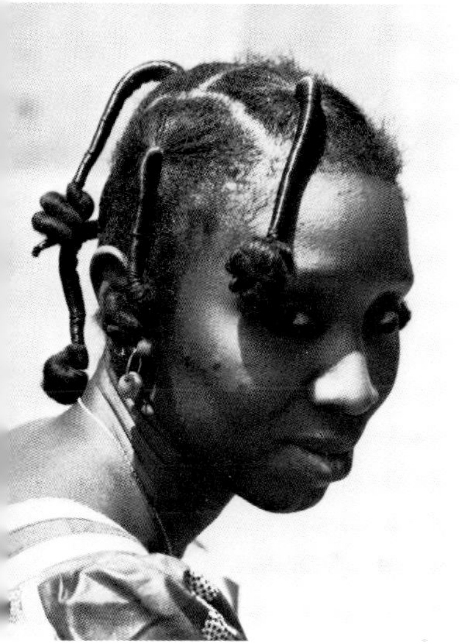
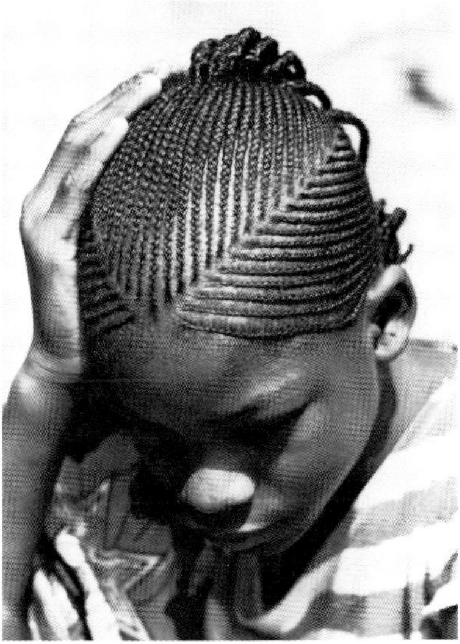
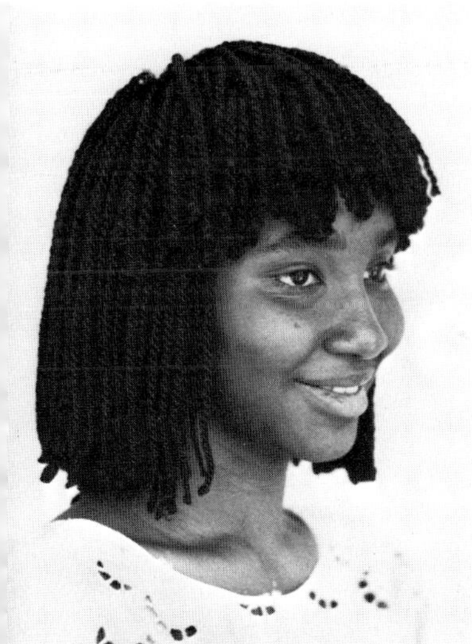
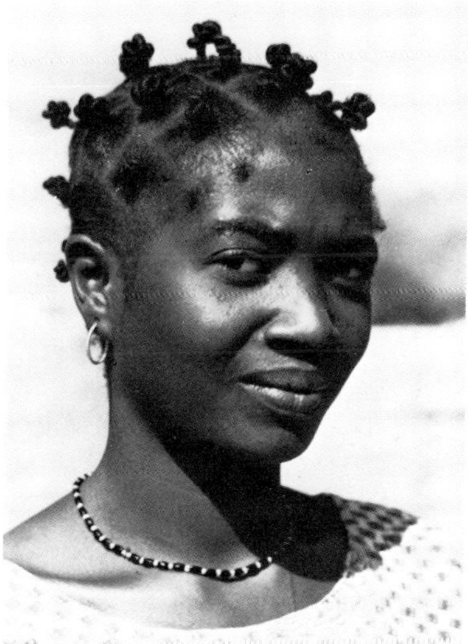

und Verhaltensmuster der westlichen Zivilisation inzwischen selbst das letzte Dorf und Nomadenlager erreicht. Entsprechend finden wir heute auch in den entlegeneren Gebieten, wo noch die ethnisch gebundene Stammeskultur dominiert, bereits ein Nebeneinander traditioneller und moderner Frisuren.

Der Zerfall der traditionellen ästhetischen Ausdrucksformen begann jedoch schon lange vor der kolonialen Durchdringung Afrikas. Die Islamisierung, die sich vom Hochmittelalter bis in die vorkoloniale Neuzeit des 17. und 18. Jahrhunderts in verschiedenen Wellen von Norden und Westen über die sahelischen und sudanischen Savannen ausbreitete, hat die Wertsysteme traditioneller Gesellschaften mit animistischem Kulturgut grundlegend verändert. Dies wirkte sich – bezogen auf unseren Gegenstand – zuerst in den Haartrachten der Männer aus, da im Islam der Mann stärker in die Religionsausübung involviert ist als die Frau. Die weiblichen Mitglieder afrikanischer Gesellschaften wirken dagegen bis heute stärker als Funktionsträgerinnen magischer Praktiken, was mit ihrer Rolle als Gebärerinnen menschlichen Lebens zusammenhängt. So finden wir zahlreiche Völker in Westafrika, bei denen der Mann bereits seit Generationen eine durch den puristischen Islam beeinflußte Haartracht trägt, wohingegen die dieser ›Männerreligion‹ nicht so nahe stehende Frau sich noch mit den prächtigsten Frisuren voller magischen Zierats und Symbolgehalts schmückt. Als diesbezügliches Beispiel wären die islamischen Fulbe-Gruppen im Massina (Mali) zu nennen. Bei diesen im 18. und 19. Jahrhundert islamisierten Rinderhirten rasiert sich der erwachsene Mann entsprechend den malekitischen Vorschriften das Haupt, während es den Frauen gestattet ist, ihren aufwendigen präislamischen Bernsteinkopfputz zu tragen. Hinweise, daß auch Männer kunstvolle Frisuren mit Zöpfen und Schmuckstücken hatten, finden sich in der umfangreichen Reiseliteratur des vorigen Jahrhunderts (vgl. S. 29ff.).

Von besonderer Konsequenz ist heute die Tatsache, daß die Übernahme der islamischen (oder auch der christlichen) Religion durch Animisten einen sozialen Aufstieg bedeutet. Das Ablegen des naturreligiös geprägten Habitus der ›Wildheit‹, der von vielen modernen Afrikanern als ›Folklore‹ belächelt wird, findet seinen Ausdruck im ›zivilisierten‹ kurzen europäischen Haarschnitt, wie er auf naiv gemalten Schautafeln vor jedem afrikanischen Friseurladen in vielfältigen Variationen zu bewundern ist (vgl. Abb. 62). Analog dazu veränderten sich die Stile und Verhaltensnormen bezüglich der Kleidung. Statt der von afrikanischen Webern hergestellten groben Baumwollstoffe tragen beide Geschlechter im ländlichen Bereich heute zunehmend Gewänder aus importierter Feinbaumwolle. Bei den Frauen sind grelle, mit großen Mustern bedruckte Wickelröcke aus Holland und Indonesien beliebt, bei den Männern einfarbige, weite *boubous* oder europäische Anzüge.

Das stürmische Wachstum der Haupt- und Provinzstädte seit dem Beginn dieses Jahrhunderts, vor allem seit der Unabhängigkeit bringt viele Afrikaner zwangsläufig mit westlichen Einflüssen in Berührung. Koloniale Verwaltungsbeamte, Lehrer, Missionare und

Militärs verbreiteten – häufig mit Zwang – neue ästhetische Normen und Vorschriften bezüglich der Kleidung und der Haartracht. Afrikanische Männer wurden in europäische Uniformen, Kinder in Schulanzüge, Mädchen in eine Dienstbotentracht gesteckt, die Haare kurz geschnitten oder unter Militärmützen und Hauben versteckt. Heute verbreiten die Massenmedien – die Bildjournale, der Rundfunk, das Fernsehen und das Kino – neue Moden, Frisuren und ›neue Lebensstile‹ wie etwa das Zigarettenrauchen, das Tragen von auffälligen Sonnenbrillen und die westliche Dauerwelle.

Im Zuge der Dekolonisierung und eines wiedererwachten afrikanischen Selbstbewußtseins gewinnt allerdings parallel zu diesen neuen Normen, die jede Stammesidentität auslöschen, ein neuer Aspekt an Gewicht: Die Rückbesinnung auf die eigene Vergangenheit, die sich literarisch bereits in der Négritude-Bewegung (L. S. Senghor, A. Césaire) der fünfziger und sechziger Jahre andeutete, schuf in Westafrika eine eigene Frisuren-Ästhetik. Zudem wirkt in diesem Teil des Kontinents noch die hochkulturliche Vergangenheit der Sudan-Reiche nach. Dies ist der Grund, warum Westafrika heute das Zentrum einer einzigartigen modernen Frisurenkultur darstellt, die ihre Kraft und Originalität aus der großen ethnischen Heterogenität schöpft. Weitere bedeutende Einflüsse im Zuge der Selbstbesinnung auf die eigene, afrikanische Kultur übten die Bürgerrechtsbewegung in den U.S.A., der Kampf gegen das Apartheid-Regime in Südafrika und die politisch-kulturellen Emanzipationsbestrebungen im karibischen

Raum, die als sogenannte Rasta-Bewegung auch auf Afrika zurückstrahlten, aus. Idolfiguren wie Martin Luther King, die südafrikanische Sängerin Miriam Makeba oder der ›Dreadlocks‹ tragende Reggae-Star Bob Marley aus Jamaica sind nicht nur bei den Schwarzen Nordamerikas, sondern auch in Afrika zu Symbolen des neuen schwarzen Selbstbewußseins geworden. ›Afro-Frisuren‹ und vielfältige Abwandlungen des karibischen Rasta-Looks haben innerhalb weniger Jahre nicht nur die schwarze Jugendkultur und -mode Nordamerikas erfaßt, sondern auch die der städtischen Jugendlichen in Afrika.

2 Übernahme und Vermischung traditioneller Frisurenstile im städtischen Milieu

Die modernen Haartrachten in Westafrika stellen eine Fortentwicklung traditioneller, stammesgebundener Stile dar. Der wesentliche Unterschied zu diesen besteht allerdings in der größeren Freiheit der Frisurengestaltung, in der sich verschiedene Stammesstile vermischen und eine umfassende Synthese bilden. Dies spiegelt den gegenwärtig ablaufenden sozialen Prozeß der Kulturvereinheitlichung wider, den Vorgang des sogenannten *›nationbuilding‹*, der Herausbildung einer einheitlichen nationalen Identität, die von den heutigen afrikanischen Staatsmännern als wichtiges innenpolitisches und nationalkulturelles Ziel angestrebt wird. In den Städten, wo Angehörige verschiedener Stämme zusammenleben und auch untereinander zu heiraten

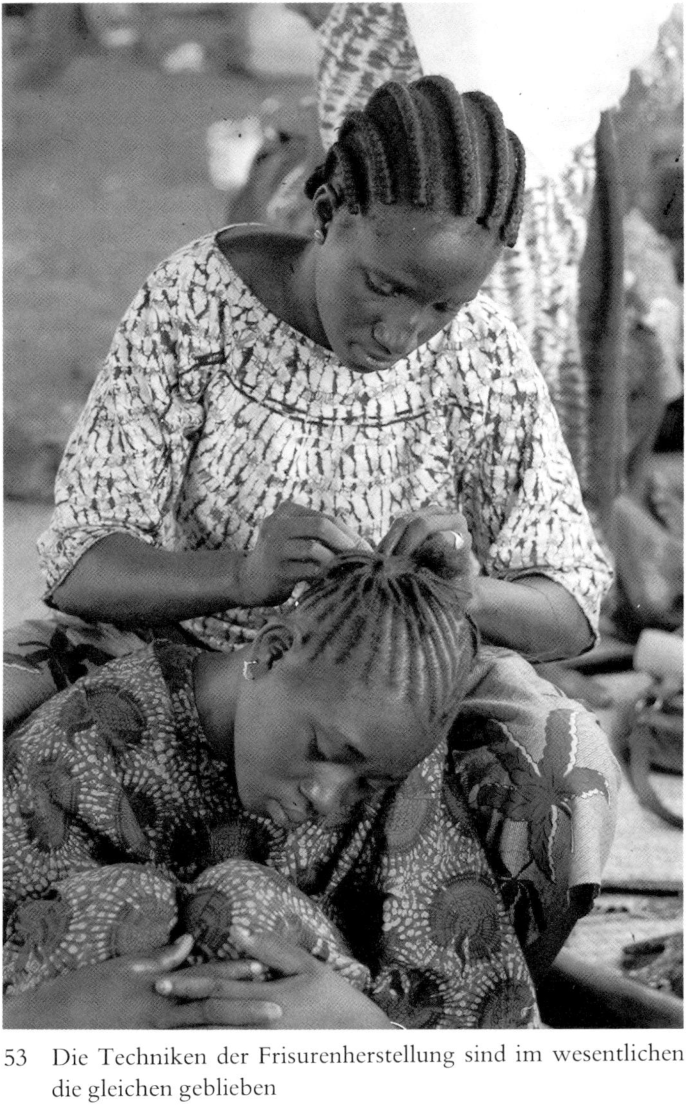

53 Die Techniken der Frisurenherstellung sind im wesentlichen die gleichen geblieben

beginnen, ist dieser Prozeß der Kulturvereinheitlichung natürlich am weitesten fortgeschritten.

Die Techniken, die bei der Gestaltung moderner Frisuren angewendet werden, sind im wesentlichen die gleichen wie bei den traditionellen Haartrachten. Es handelt sich um die vieltausendfache Abwandlung des Zopfes, wobei das Kopfhaar in vielfältigste geometrische Figuren geflochten wird (vgl. Farbt. 14, 17 u. 20). Um üppige Zopffrisuren zu erhalten, verwendet man in großen Mengen künstliche Haare oder schwarz gefärbte Fasern. Dies entspricht dem Wunsch der Afrikanerinnen nach langem, dicht gewachsenem Haar. Bei jungen Mädchen ist die Pagenkopffrisur mit zahllosen Stirn- und Schläfenzöpfchen beliebt, die mit dem ›Rasta-Look‹ eine eigenartige Synthese eingeht. Kleine Glasperlen, Muscheln und Knöpfe zieren die Zopfenden. Der Schmuck hat hier keinerlei magische Bedeutung mehr, sondern dient allein als gefälliger Dekor. Populär ist in allen westafrikanischen Städten auch die *sirili*-Frisur. Dabei wird das Haar in viele polygone Muster gescheitelt und zu kleinen, mit Plastikfäden umwickelten Krönchen oder zu lang abstehenden ›Sputnik-Antennen‹ (vgl. Abb. 58) frisiert. Unerschöpflich wie die Zopfvariationen sind auch die Namen für diese modernen Haartrachten. Sie nehmen meist Bezug auf Begebenheiten oder wichtige Personen aus der neueren nationalen Geschichte, auf moderne Prunkbauten in der Hauptstadt oder einfach auf die Gemütsverfassung der Frisierten. Unter diesen Bezeichnungen, die nicht selten der spontanen Phantasie der Frisu-

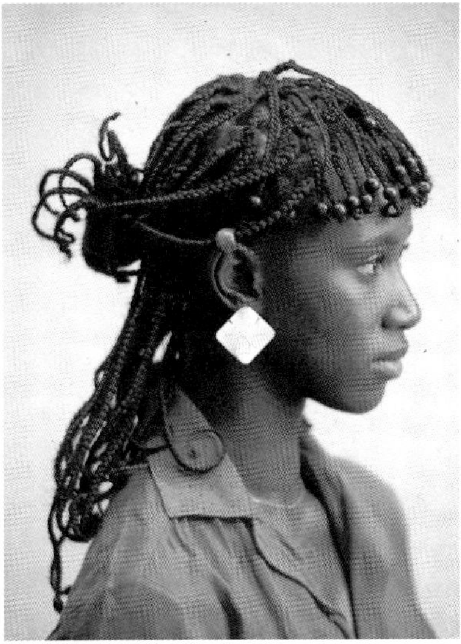

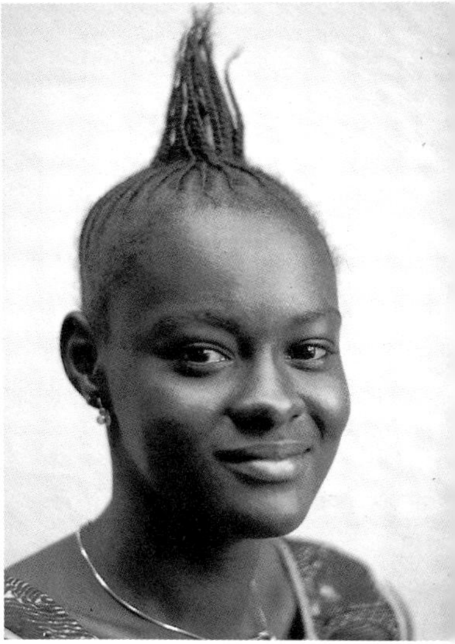

54–61 Die modernen weiblichen Frisuren sind nicht zuletzt ein Ausdruck der Emanzipation

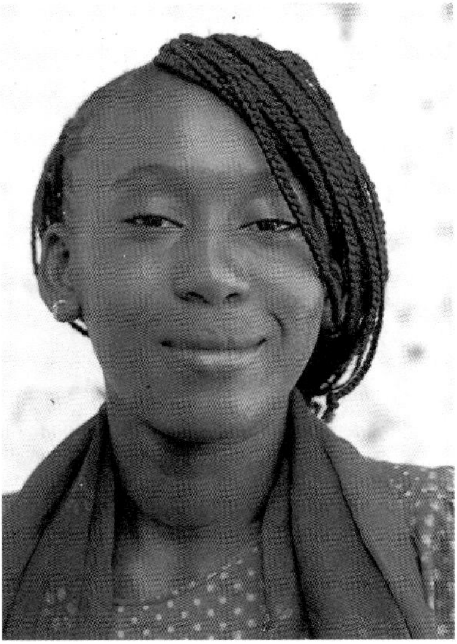

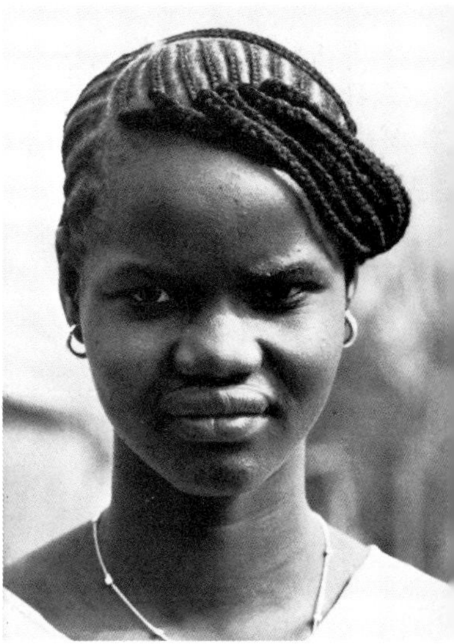

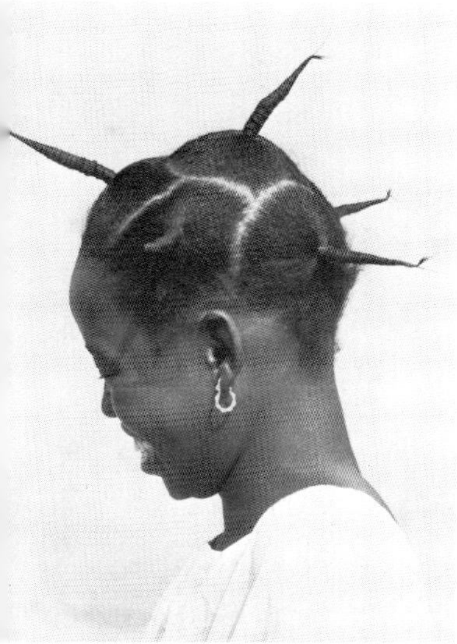
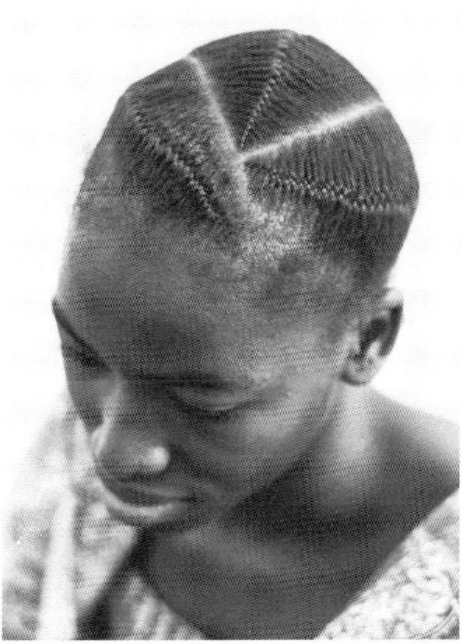
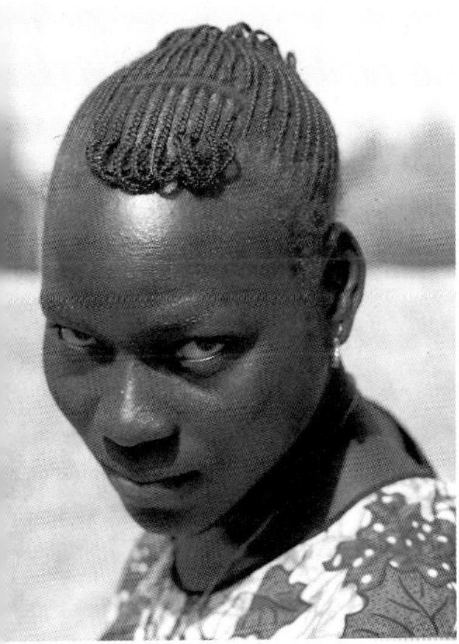
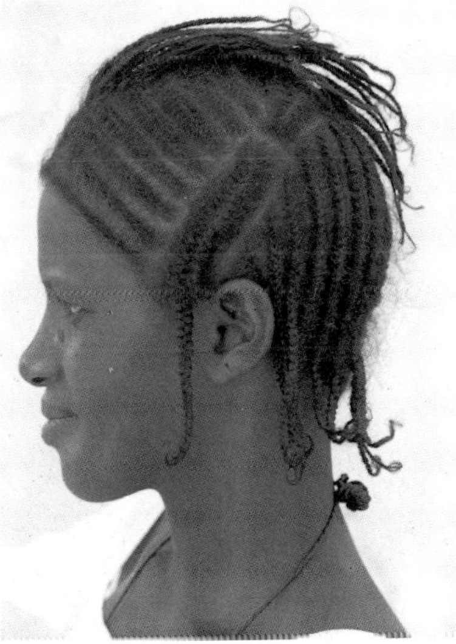

renkünstlerin entspringen, begegnen wir einer kunstvollen Kreation mit der Bezeichnung *libération* (›Befreiung‹), deren Besonderheit in den zahllosen, etwas wild und frei vom Hinterkopf zum Nacken fallenden Zöpfchen besteht. Bei der Frisur ›OAU‹ (›Organisation der afrikanischen Einheit‹) zieren die nun zu ordentlichen Schleifchen gebogenen Zöpfchen in langen Reihen wohl geordnet den Hinterkopf. Die Haartracht mit dem Namen *nation* vereinigt tatsächlich verschiedene Elemente der weiblichen Tuareg-, Songhay- und Fulbe-Frisuren. Geradezu eine Nachempfindung der Fulbe-Frisur von Djenné stellt der Stil *puli-pulo* dar, bei dem das zum Hinterkopf hochgeflochtene Haar als Pferdeschwanz in den Nacken fällt. Schwer zu ergründen ist die Herkunft des Namens für die Haartracht *chantier* (›Baustelle‹), die als äußerst komplizierte Torsade den Hinterkopf schmückt und mit ›Biedermeier-Zöpfchen‹ die Stirn umrahmt. Selbst die ›sieben Verwaltungsregionen von Mali‹ werden zum Gegenstand einer Frisur, die in feinstem Kunsthaarfiligran sieben längliche, kronenartige Gebilde auf dem Kopf vereinigt, während die ›drei Hügel von Bamako‹ als dreifaches Haarknäuel auf dem Mittelscheitel in Erscheinung treten. Dabei wird jedem Knäuel eine segensbringende Bedeutung zugeschrieben: Es gibt einen ›Hügel der Macht‹, einen des ›Wissens‹ und einen der ›Weisheit‹ (vgl. M. Koné, 1978).

Auffallend bei der Betrachtung der modernen Frisuren, die zahlreiche herkömmliche Stammesstile vereinigen, ist das völlige Verschwinden eines typischen traditionellen Motivs: Es handelt sich um den auf dem

Mittelscheitel liegenden ›Hahnenkamm‹ oder aufgewölbten Haarwulst, dem wir bei den Fulbe im Gourma, bei den Kurumba, Bambara, Dogon und bei vielen anderen Völkern begegneten. Wir dürfen vermuten, daß der ›Hahnenkamm‹ als das konstitutive traditionelle Kennzeichen der verheirateten Frau in seiner symbolischen Eindeutigkeit nicht mehr vereinbar ist mit dem heutigen, von sexuellen und sozialen Normen ›befreiten‹ Frisurengeschmack. Statt dessen treten ›unverbindliche‹ dekorative, geometrische Muster in den Vordergrund. Dieser neue Stil ist symbolisch unverbraucht und nicht mehr einer spezifischen Lebenssituation zuzuordnen. Die modernen Frisuren legen die Frau also nicht mehr eindeutig fest; sie gewinnt entsprechend den westlichen Normen die Freiheit der persönlichen Selbstdarstellung unabhängig vom Alter und von den Kriterien des Ledig- oder Verheiratetseins.

3 Die Frisur als Ausdruck des Rollenwandels der Frau

Die modernen weiblichen Frisuren sind nicht zuletzt ein Ausdruck der Emanzipation der Afrikanerin. Im städtischen Milieu herrschen nicht mehr die stammesgebundenen Vorschriften wie auf dem Lande, wo die Familienältesten und Matronen strikt über die Etikette der jüngeren Frauen wachen. In der Stadt kann sich die Frau ihre persönliche Haartracht selbst aussuchen. An die Stelle der kulturell und religiös bestimmten Stam-

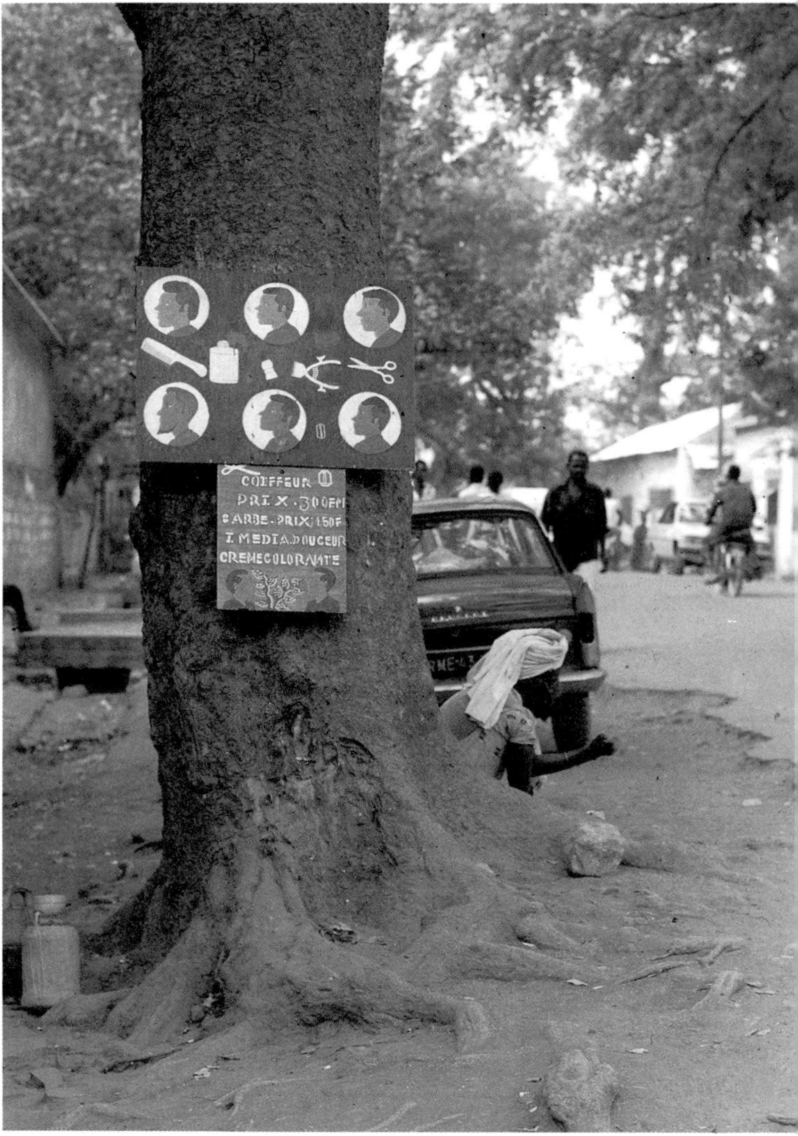
COIFFEUR
PRIX.300FM
BARBE.PRIX:150F
I.MEDIA.DOUCEUR
CREMECOLORANTE

mesnormen tritt nun das kurzlebige Diktat der Mode. Die Frisur wird vor allem von den jüngeren Frauen selbstbewußt offen gezeigt. Der Grad der Emanzipation ist abhängig vom Bildungsniveau und von der sozialen Stellung der Frau. Während ältere Marktfrauen in Dakar, Abidjan oder Bamako ihr Haar unter kunstvoll gewickelten Kopftüchern verbergen, zeigen die Absolventinnen von Fachschulen und Universitäten oder Sekretärinnen ihre moderne Frisurenvielfalt. Auch die sozialen Anlässe, zu denen Haartrachten angelegt werden, sind in der Stadt andere als auf dem Land. Während im Stammesverband die Frisur Ausdruck einer bestimmten Lebensphase oder eines ›Zustandes‹ darstellt, ist in der Stadt der Rhythmus von Arbeits- und Freizeit für die Körperverschönerung maßgebend. Im allgemeinen werden in der Stadt die Frisuren viel häufiger gewechselt als auf dem Lande. Die Anlässe, sich eine neue Frisur zuzulegen, sind vielfältig und von außen bestimmt. Gelegenheiten sich zu frisieren ergeben sich aus der städtischen Lebensweise: etwa aus dem Besuch von Kinos, Cafés, Diskotheken, dem Treffen mit Freunden oder der beruflichen Situation. In diesem Zusammenhang hat sich in den Städten das Friseurgewerbe stark ausgebreitet. In den großen *quartiers populaires* von Dakar oder Bamako arbeiten in jedem Straßenzug oft mehrere professionelle Coiffeusen, die mit ihrer Arbeit spielend den Lebensunterhalt verdienen können.

◁ 62 Werbeschild eines Friseurladens in Dakar (Senegal)

V Tradition und Moderne: Der allmähliche Niedergang des herkömmlichen Schönheitsideals

Wie sieht die Zukunft der afrikanischen Frisuren und der Körperästhetik aus?

Wie wir sahen, entwickeln sich gegenwärtig in den Städten Afrikas neue Frisurenstile, die sich allmählich auch auf dem Land ausbreiten. Bei den seßhaften Bauernvölkern in der Sudanzone ist der Verlust der herkömmlichen Frisurenstile bereits seit längerer Zeit festzustellen, eine ähnliche Entwicklung läßt sich nun auch in den entlegeneren Gebieten des nomadischen Lebensraumes beobachten. Wie rasch Elemente des traditionellen Schönheitsideals zerfallen, sei abschließend am Beispiel des Fulbe-Schmucks und Kopfputzes im Nigerbinnendelta, dem Massina, demonstriert.

Noch bis 1980 gehörten in der Regionalhauptstadt Mopti im Nigerbinnendelta von Mali die goldenen Ohrgehänge der wohlhabenden Fulbe-Frauen zum typischen, allenthalben zu sehenden Erscheinungsbild (vgl. Farbt. 9). Selbst die nationale Tourismusbehörde warb in der Hauptstadt Bamako und im Ausland mit großformatigen Portraits von goldgeschmückten Fulbe-Frauen für ihr Land. In einem Zeitraum von nur fünf Jahren ist in Mopti der Goldschmuck bei den Fulbe verschwunden! Umfragen, die wir in Mopti durchführten, ergaben, daß verschiedene Ursachen für diesen derzeit ablaufenden Prozeß des Niederganges des kulturellen Erbes maßgebend sind. Die seit fast 15 Jahren andauernde Dürreperiode hat viele Viehhalterfamilien in große finanzielle Schwierigkeiten gebracht. Ein Teil der Rinderherden hat die Dürre nicht überlebt. Dies führte dazu, daß die Fulbe ihr Kapital, das sowohl in Form von Rindern als auch in Gold akkumuliert wurde, veräußern mußten. Die prekäre finanzielle Lage der Fulbe machen sich Goldhändler aus Bamako und dem benachbarten Ausland zunutze, indem sie das Edelmetall in der sahelischen ›Peripherie‹ aufkaufen. Der relativ hohe Goldpreis der letzten Jahre bot den verarmten Fulbe einen zusätzlichen Anreiz, sich von ihrem Schmuck zu trennen. Für ein mittelgroßes Ohrgehänge werden zwischen 80000 und 150000 CFA (500–1000 DM) bezahlt – für malische Verhältnisse ein kleines Vermögen. Von den Goldhändlern ist zu erfahren, daß die kostbaren Ohrgehänge eingeschmolzen und als Goldbarren nach Frankreich exportiert werden. Fehlende oder mangelnde staatliche Kontrollen dieses heimlichen Devisenschwundes begünstigen den Edelmetallexport.

Ein weiterer Grund für das Verschwinden des Fulbe-Schmucks ist die Kriminalität, Resultat der Verstädterung und zunehmenden Verelendung der Menschen in Mopti. Seit einigen Jahren wird von Überfällen auf Fulbe-Frauen berichtet, die es noch wagen, den traditionellen Goldschmuck anzulegen. Besonders gefährdet sind ahnungslose Frauen vom Land, die in der Stadt Opfer von Räuberbanden werden. Diese wiederum verfügen über weitreichende Netze von Aufkäufern und Hehlern, die Kontakte bis nach Abidjan und Paris haben.

Eine dritte Ursache ist der soziokulturelle Wandel. Vielfach genieren sich heute die Fulbe-Frauen, ihren opulenten Schmuck zu tragen, da er zu groß und auffällig wirkt. Die Städterin folgt nun dem allgemeinen Massengeschmack und kauft sich modernes, billiges Goldimitat aus Hongkong oder Pforzheim, das auf jedem Buschtaxi-Bahnhof für wenig Geld angeboten wird. »Die Leute vom Land erkennt man sofort an den großen Gold-Ohrgehängen«, erzählen die Bewohner von Mopti. Der Geschmackswandel ist inzwischen so weit fortgeschritten, daß der alte Schmuck als *démode* und ›provinziell‹ angesehen wird. Ähnliches gilt für den Bernstein (Ambra), den die Fulbe im Djenneri und Massina, aber auch die Bozo-Fischersfrauen als Kopfputz verwenden. In diesem Falle sind es die Touristen, die den Mädchen und Frauen die Bernsteinketten und Kopfkappen vom Leib abkaufen. Innerhalb weniger Jahre hat sich in Mopti der Preis für Bernsteinketten verdreifacht. Dies ist der Grund, warum 70% des gelben Perlen-Kopfschmucks heute bereits aus Kunststoffprodukten bestehen. Der kulturelle Verlust, der durch gedankenlose ausländische Souvenirjäger und Privatsammler entsteht, ist nur zu ahnen.

Vergleichbares geschieht in Gao, dem Endpunkt der Transsahara-Piste. Das reiche Zubehör an *zouzoura*-Ketten und Messing-Broschenbändern *(kuda)*, Mekka-Ringen aus Karneol etc. – wesentlichen Elementen der Songhay-Haartrachten – wird gegenüber dem einzigen Hotel der Stadt auf dem Souvenirmarkt angeboten. Gelegentlich müssen Songhay-Frauen, bevor sie sich eine Festtagstracht frisieren lassen, auf den Touristenmarkt gehen, um dort die notwendigen Perlen und Bänder zurückzukaufen, die irgend ein anderes Familienmitglied heimlich veräußert hat.

Diese geschilderten Entwicklungen zeigen, in welch kurzer Zeit durch externe Einflüsse, ökologische Katastrophen und den rasanten sozio-kulturellen Wandel die Ausdrucksformen der traditionellen afrikanischen Körperästhetik zerfallen. In wenigen Jahrzehnten werden die meisten der in dem vorliegenden Buch dokumentierten traditionellen Frisurenstile der Vergangenheit angehören. Eine gewisse Hoffnung für ein Weiterleben der prachtvollen Haartrachten besteht vielleicht bei einigen nomadischen Völkern. Die mobile Lebensweise und der in den Staaten Afrikas gewiß nicht unproblematische politisch-kulturelle Sonderstatus der Nomaden mag dazu beitragen. Die Zukunft der afrikanischen Körperästhetik wird jedoch durch die verblüffend vielfältigen modernen Frisurenstile bestimmt werden, die zu einem festen kulturellen Bestandteil der *africanité* in den Städten des Schwarzen Erdteils geworden sind.

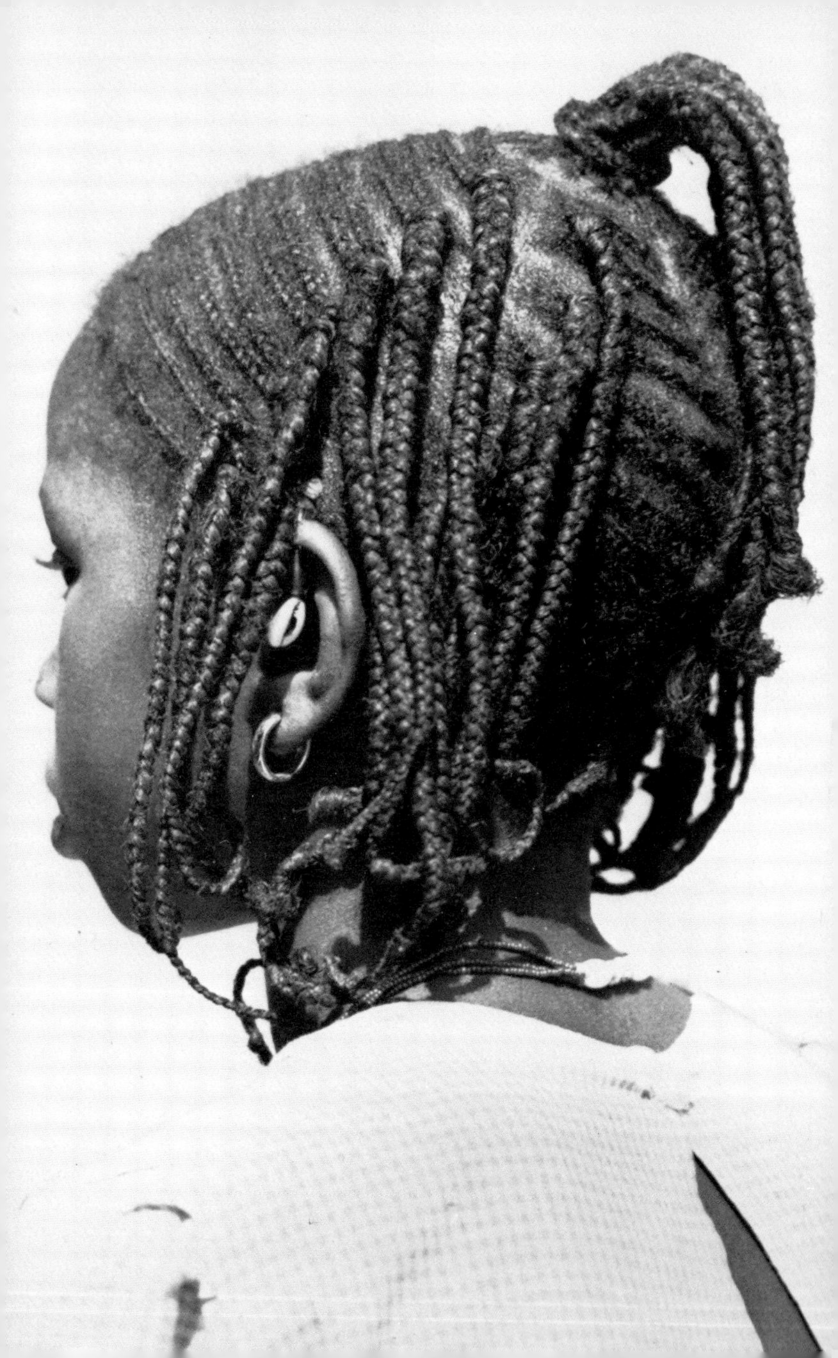

Glossar

Altersklassen Zusammenschlüsse von Individuen (meist Männern) gleichen Alters, die neben den auf Blutsverwandtschaft basierenden sozialen Gruppen bestehen und als gegenseitige Hilfsgemeinschaften (z. B. bei Hausbau, Feldarbeit, Wettkämpfen) fungieren. Der Übergang von einer Klasse in die nächsthöhere (etwa Knabe – Jungmann – verheirateter Mann – Alter) ist meist mit → Initiationsriten verbunden.

Altnigritier Kleine, isoliert lebende Stämme, die seit langem in der afrikanischen Sudanzone ansässig sind und ihre alte Stammeskultur weitgehend bewahrt haben. Sie leben vom Hackbau und sind in patrilinearen → Großfamilien bzw. → Clans organisiert, wobei die Ältesten als Führer fungieren; eine soziale Schichtung oder größere politische Zusammenschlüsse kennen sie im Gegensatz zu den → Jungsudaniern nicht. Typische Vertreter: Bassari, Dogon, Minianka, Senufo.

Animismus Allgemeiner Sammelbegriff für verschiedene Formen (meist stammesgebundener) religiöser Vorstellungen, nach denen eine Seele nicht nur dem Menschen, sondern auch Tieren, Pflanzen, Wind, Feuer, Wasser, Felsen, der Erde etc. zugeschrieben wird. Verschiedenste Opfer und Zauberpraktiken sollen die übernatürlichen Kräfte besänftigen bzw. kontrollieren. Steht in engem Zusammenhang mit dem

Ahnenkult (Verehrung der verstorbenen Ahnen, deren Geister als weiterlebend gelten) und Fruchtbarkeitsriten (Opfer, Tänze und andere Zeremonien, die Wachstum und Fruchtbarkeit von Mensch, Tier und Pflanzen sichern sollen).

Boubou Orientalisch-islamisches Vollgewand, das aus einer doppelten, weiten Stoffbahn besteht, in die Öffnungen für Kopf und Arme geschnitten sind. Das lang herabfallende Gewand ist auf der Brustseite, gelegentlich auch auf dem Rückenteil reich bestickt. Der Boubou wird von allen islamisierten Völkern im Westsudan getragen; die schönsten, blau getönten Exemplare finden sich in Mauretanien.

Clan Aus dem Keltischen entlehnter Begriff (wörtlich: ›Kinder‹) für eine größere Verwandtschaftsgruppe, die auf gemeinsamer → matri- oder → patrilinealer Abstammung von einem mythischen, genealogisch aber nicht nachweisbaren Urahn beruht, meist in einer bestimmten Region lebt und eine enge soziale und wirtschaftliche Gemeinschaft bildet. Viele Clans siedeln an einem Ort, haben ein gemeinsames Oberhaupt und sind exogam; andere dagegen stellen lockere Bünde dar, bei denen die Untergruppen (→ Lineages, → Großfamilien) die wichtigeren Sozial- und Wirtschaftseinheiten bilden. Die dem Clan übergeordnete Sozialeinheit ist der Stamm.

Cherifen (Singular **Chorfa**) Religiöse Clans in den berberischen (und auch arabischen) Gesellschaften (z. B. Tuareg), die ihre Abstammung vom Propheten

Mohammed herleiten und häufig eine sozial dominante Stellung innehaben.

Endogamie ›Binnenheirat‹, d. h. Gebot, den Ehepartner nur innerhalb einer bestimmten Gruppe zu wählen, besonders ausgeprägt bei Gesellschaften mit → Kasten. → Exogamie

Ethnie Vom griechischen *ethnos* (= Volk) abgeleiteter Oberbegriff für die jeweils größte Einheit, die eine einheitliche Kultur und Sprache besitzt und an eine gemeinsame Herkunft bzw. Abstammung glaubt; im Einzelfall kann es sich dabei also um sehr kleine Clans oder Stämme handeln (z. B. bei den Altnigritiern) oder um Völker, die in zahlreiche Stämme zerfallen und mehrere Millionen Angehörige zählen (z. B. die Haussa)

Ethnogenese Aus dem Griechischen *ethnos* = Volk und *genesis* = Entstehung; Prozeß der Entstehung einer Ethnie. Die Ethnologie befaßt sich hinsichtlich der E. mit Fragen des Ursprungs eines Volkes und seiner Verwandtschaft mit anderen Völkern.

Exogamie ›Außenheirat‹, d. h. das Gebot, den Ehepartner nur außerhalb einer bestimmten Verwandtschaftsgruppe zu wählen. Alle Gesellschaften kennen Exogamieregeln; die jeweilige Abgrenzung ist jedoch sehr verschieden (in Westafrika bezieht sie sich im allgemeinen entweder auf den Clan oder auf eine Untereinheit des Clans) → Endogamie

Gelbgußverfahren (auch Wachsausschmelzverfahren) Gußverfahren, bei dem ein aus Bienenwachs angefertigtes Modell sorgsam mit einem Tonmantel umgeben wird, durch den ein oder mehrere Gußkanäle in Gestalt wächserner Stiele an die Oberfläche zur Eingußstelle (Trichter oder Tiegel) führen. Das Wachs wird während des Gusses von dem porösen Tonmantel aufgesogen oder durch Erhitzen des Tonmantels noch vor dem eigentlichen Guß ausgeschmolzen, so daß ein Hohlraum, die Form, entsteht. In beiden Fällen wird nach dem Erkalten die Form zerschlagen.

Ghana-Reich Älteste der drei großen mittelalterlichen westsudanischen Staatenbildungen (→ Mali-Reich, → Songhay-Reich). Das Ghana-Reich, im 9. Jh. von Berbern im Südosten des heutigen Mauretanien gegründet (nicht etwa im Raum des modernen Staates Ghana), erlebte seine Blüte im 10. Jh. Die heute nicht mehr bestehende Hauptstadt Gana war ein bedeutender Handelsplatz. Gold und Sklaven wurden gegen Kupfer, Salz, Gewebe und Messingwaren, Kauri-Schnekken und Datteln eingetauscht.

Griot/Griotte Angehöriger/Angehörige einer kastengebundenen sozialen Gruppe vor allem in islamischen → jungsudanischen Gesellschaften, der/die als Hüter und Bewahrer der oralen Geschichtstradition auftritt. Der Griot (Griotte) dokumentiert und analysiert, lobt und preist in Gesängen – häufig mit Instrumentalbegleitung (Zupfinstrument) – die Geschichte der großen mittelalterlichen westsudanischen Königreiche (bei den Malinke heißen die Griots *dyali*). Die Angehörigen der Griot-Familien leben als endogame soziale Gruppe oft in eigenen Wohnvierteln.

Großfamilie An einem gemeinsamen Ort zusammenlebende (bzw. bei Nomaden gemeinsam wandernde) Wirtschafts- und Sozialeinheit, die über den Rahmen der Kleinfamilie hinausgeht, also mehr als zwei Generationen umfaßt; im allgemeinen die Eltern, deren (je nach → Ethnie männliche oder weibliche) Kinder mit Ehegatten und wiederum deren Kinder, dazu oft auch noch andere Personen (Geschwister der Eltern, z. T. auch nicht Blutsverwandte). Die Großfamilie ist bei den meisten westafrikanischen Völkern die kleinste, zugleich aber wichtigste Verwandtschaftsgruppe, der im Alltag größere Bedeutung zukommt als übergeordneten Sozialeinheiten wie → Clan oder → Lineage.

Halbnomadismus Sammelbegriff für die verschiedenen Übergangsformen zwischen Nomadismus und seßhafter bäuerlicher Lebensweise. Halb- oder Teilnomaden betreiben sowohl Viehzucht als auch Bodenbau, wobei die beiden Wirtschaftsformen entweder von verschiedenen Gruppen betrieben werden (z. B. Frauen und Ältere bearbeiten die Felder, während die jungen Männer mit dem Vieh umherstreifen) oder aber saisonal (d. h. ein Teil des Jahres ist der Landwirtschaft gewidmet, der andere den Wanderungen mit den Herden). Die Wandergebiete sind im allgemeinen kleiner als bei → Vollnomaden.

Initiation Feste und Riten anläßlich des Übertritts von einem sozialen Status in einen anderen, vor allem vom Kindes- zum Erwachsenenalter (in etwa also vergleichbar unserer Konfirmation bzw. Kommunion). Dem eigentlichen Akt geht eine Vorbereitungszeit voraus; den Höhepunkt bildet bei vielen Völkern (besonders bei den islamischen) die Beschneidung der Knaben (Vorhautentfernung) bzw. Mädchen (Klitorisentfernung).

Islam Von Mohammed (um 570–632) im Gebiet des heutigen Saudi-Arabien (Mekka, Medina) begründete Weltreligion, die heute unter mehr als 600 Millionen Anhängern vor allem im nördlichen Afrika, in Vorder-, Zentral- und Südostasien verbreitet ist. Der Islam basiert auf dem strikten Glauben an den ›einen Gott‹ Allah, der seinem Propheten Mohammed die 114 *suren* (Verse) des heiligen Buches *koran* verkündete. Der *koran* bildet zusammen mit verschiedenen Überlieferungen *(sunna)* und Auslegungen das religiöse Gesetz *(scharia),* das von den Gläubigen *(moslems)* vor allem die Einhaltung der ›Fünf Säulen‹ (Glaubensbekenntnis, fünfmaliges tägliches Gebet gen Mekka, Almosengeben an die Armen, Pilgerfahrt nach Mekka, Fasten im Monat *ramadan*) verlangt, daneben aber auch zahlreiche andere Verbote (Meidung von Alkohol, Schweinefleisch, Glücksspiel, Geldverleih gegen Zins) und Gebote (Gastfreundschaft, ›Verteidigung des Glaubens‹ im *djihad,* dem ›Heiligen Krieg‹) enthält. Als nüchterne und sachliche Religion lehnt der Islam Heiligenverehrung und Mystik eigentlich ab, in Westafrika hat er sich – wie überhaupt in weiten Teilen seines Verbreitungsgebiets – aber mit zahlreichen älteren Anschauungen (→ Animismus, Ahnenkult, Geisterglaube u. ä.) vermischt. Die meisten Moslems in Westafrika gehören der Rechtschule der → Malekiten an.

Jungsudanier (Neusudanier) Sammelbegriff für die verschiedenen Kulturen, die sich in der Kontaktzone zwischen Arabo-Berbern und Negriden des Sahel-Sudan (→ Altnigritier) herausgebildet haben und die seit dem frühen Mittelalter überwiegend Einflüsse des islamisch-arabischen Nordafrika (Maghreb, Ägypten) aufnahmen. Kennzeichen der Jungsudanier sind (im Gegensatz zu den Altnigritiern) die feudale soziale Hierarchie (Gliederung in Adel, Freie, Berufskasten, Abhängige), der Zusammenschluß zu größeren politischen Einheiten (häufig mit einer Art von Königtum wie in den mittelalterlichen Großreichen von → Ghana, → Mali und → Songhay), der vor allem in den führenden Schichten dominierende Islam sowie der hohe Stand von Kunsthandwerk und Lehmarchitektur. Typische Vertreter: Haussa, Songhay, Wolof, Malinke, Bambara; z. T. auch die Fulbe.

Kaste Strikt abgegrenzte, durch Abstammung bestimmte Gruppe innerhalb einer größeren Sozialeinheit, die nicht nach außen heiraten darf (also → endogam ist) und meist einer bestimmten Beschäftigung nachgeht (in Westafrika vor allem dem Schmiedehandwerk).

Lineage Sozialeinheit, die an einem Ort zusammenlebt, eine Wirtschaftsgemeinschaft bildet und von einem gemeinsamen, genealogisch genau nachweisbaren Ahnen abstammt; bildet die Untereinheit des → Clans und zerfällt selbst wiederum in verschiedene → Großfamilien, ist häufig politisch und im Alltagsleben wichtiger als der Clan (in weiterem Sinne entspricht

›Lineage‹ etwa dem weniger klar definierten Begriff ›Sippe‹, der allerdings verschiedene Einheiten von Großfamilie bis Clan bezeichnen kann; in engerem Sinn umfaßt ›Lineage‹ nur die in einer Linie von einem Ahnen abstammenden Personen, schließt also angeheiratete und entferntere Verwandte aus).

Malekiten Eine der vier im ›orthodoxen‹ sunnitischen Islam existierenden Schulen der Rechtswissenschaft. Die malekitische Rechtsauffassung dominiert auf der Arabischen Halbinsel, im Maghreb und in Westafrika. Das malekitische Recht basiert auf den Kommentaren des *ktab al-muwatta,* die im 9. Jh. von dem islamischen Gelehrten Malik als eine kommentierte Sammlung von rituellen Vorschriften der islamischen Religion zusammengestellt wurden.

Mali-Reich Zweite bedeutende mittelalterliche Großstaatenbildung im westlichen Sudan (→ Ghana-Reich, → Songhay-Reich), dessen Kerngebiet sich vom östlichen Guinea bis in den Senegal und nach West-Mali erstreckte. Die Anfänge dieses negro-afrikanischen Staates jung/neusudanischer Prägung reichen mindestens bis ins 11. Jh. zurück. Als geschichtlich bedeutendste Persönlichkeit gilt Kankan Moussa I. (1312–1337), dessen glanzvolle Pilgerfahrt nach Mekka (1324/25) in die Geschichte eingegangen ist.

Marabout Im islamischen Bereich Bezeichnung für eine (meist schon verstorbene, oft legendäre) Person, der besondere Fähigkeiten (Wundertaten) zugeschrieben werden oder deren Leben als vorbildlich gilt; die deshalb Verehrung erfährt, von der man sich Hilfe in Notfällen erhofft und die als Mittler zwischen Gott und den Menschen dienen soll; in etwa also vergleichbar mit den Heiligen im christlichen Bereich (obwohl der Islam eigentlich keine Heiligenverehrung kennt, ist diese volkstümliche Praxis sehr verbreitet und offiziell auch meist geduldet).

Massina Geographische und historische Bezeichnung für die Landschaften im westlichen und zentralen Nigerbinnendelta von Mali (Niger-Bani-Diaka-Flußlandschaft). Das Verwaltungszentrum des heutigen Massina ist das Städtchen Tenenkou. Im 19. Jh. errichtete der Fulbe-Herrscher Seku Ahmadou (1818–1845) in diesem Gebiet ein islamisch-theokratisches Staatsgebilde mit der Hauptstadt Hamdallaye (›Lob Gottes‹), deren Reste rund 40 km südwestlich der Stadt Mopti noch heute zu sehen sind. Die halbnomadischen Fulbe Massina gelten in Mali als besonders gute Rinderzüchter.

Matrilineal Abstammungs- und Erbrechnung nach der weiblichen (mütterlichen) Linie, d. h. ein Individuum in einer matrilinealen Ethnie gehört stets der Verwandtschaftsgruppe seiner Mutter an. Im allgemeinen verbunden mit besonderer Wertschätzung sowie wirtschaftlich und sozial bedeutender Stellung der Frau; in Westafrika bei vielen Ethnien vorherrschend. (Der oft als Synonym verwendete Begriff ›Matriarchat‹ ist irreführend, da er eine effektive Frauenherrschaft impliziert, die zumindest bei noch existierenden Kulturen nicht nachweisbar ist.) → Patrilineal

Mekka-Ring Fälschliche Bezeichnung ›Ring‹ für einen magischen Schmuckanhänger, der aus einem mit einem Ring verbundenen Dreieck bzw. einer entsprechenden Spitze besteht. Die maurische Bezeichnung lautet *khorb* oder *khourb,* die Tuareg-Bezeichnung *tanfouk* (Niger-Dialekt), die Songhay-Bezeichnung *kerbotyerey.* Der Mekka-Ring ist ein in zahlreichen Variationen existierendes präislamisches Schutzsymbol und Zierschmuck. Er wird vor allem von Angehörigen der Berber-Kulturen getragen (Mauren, Tuareg), aber auch von den Fulbe und Songhay. Die nach außen herausragende Dreiecksspitze gilt als Symbol für den Phallus, der Ring versinnbildlicht die Vagina. Die Anhänger sind entweder aus Silber mit einer eingesetzten Spitze aus rotem Karneol gefertigt oder bestehen gänzlich aus Karneol bzw. auch aus Achat. Die Berber-Frauen tragen Karneol-Steine zum Schutz gegen zu starke Regelblutungen und vor allem während der Schwangerschaften.

Négritude Von dem Politiker und Dichter Leopold Sédar Senghor (erster Staatspräsident der Republik Senegal) und dem schwarzen Dichter der Antillen Aimé Césaire initiierte und propagierte Rückbesinnung auf die eigene schwarze Kultur. Lebendiger Ausdruck der Négritude (= ›Neger-Sein‹) ist die Poesie von Senghor und Césaire.

Nomaden → Halb- und → Vollnomadismus

Pastoral (Adj.) Vom Lateinischen *pastor* = Hirte; bedeutet ›hirtenmäßig‹ im Zusammenhang mit der nomadischen Wanderviehhaltung.

Patrilineal Abstammungs- und Erbrechnung nach der männlichen (väterlichen) Linie, d. h. ein Individuum in einer patrilinealen Ethnie gehört stets der Verwandtschaftsgruppe seines Vaters an; häufig (aber keineswegs immer) verbunden mit ausgeprägter Vorherrschaft des Mannes. Im Sahel-Sudan vor allem bei saharischen Völkern verbreitet, aber auch z. B. im altnigritischen Bereich. Der Islam mit seiner starken Geringschätzung der Frau hat in weiten Teilen des Sahel eine Betonung patrilinealer Tendenzen bewirkt, im allgemeinen aber nicht zu der weitgehenden Rechtlosigkeit der Frau geführt, wie sie den islamischen Kernbereich (arabische Länder, Iran, Türkei) kennzeichnet. → Matrilineal

Rasta/Rastafari Im karibischen Raum (Jamaika) in den 60er und 70er Jahren entstandene rassisch-religiös geprägte Emanzipationsbewegung unter schwarzen Musikern und Poeten, die eine Neubesinnung auf die eigenen kulturellen Werte, insbesondere auf die afrikanischen Ursprünge, und politische Emanzipation anstreben. Ausdruck der Rasta-Bewegung, die auch auf die schwarze Jugend Nordamerikas und Afrikas ausstrahlt, sind die stark rhythmische Reggae-Musik, das Tragen der typischen Rasta-Farben (grün, gelb, rot) sowie die Zopfhaartracht *(dreadlocks)* der Männer.

Rites de passage Von dem Ethnologen van Gennep geprägter Ausdruck, der die kultisch-religiösen Übergangsriten von einer Alters- und Initiationsgruppe(klasse) zur nächsten bezeichnet (→ Initiation).

Sagitallinie Zentrale Mittellinie auf dem Kopf im Sinne der Verlängerung der Nasenlinie über die Stirn und Kopf, eine Linie, die häufig durch den Mittelscheitel oder einen zentralen Helmzopf (Wulst) betont wird.

Sahel Arabisch für ›Ufer‹. Mit diesem Begriff bezeichnen die Nomaden der Sahara das Gebiet südlich der lebensfeindlichen Wüste, eine Landschaftszone, die sich in einem etwa 200–300 km breiten Gürtel vom Atlantischen Ozean bis zum Horn von Afrika quer durch den afrikanischen Kontinent erstreckt und im Süden in die → Sudanzone übergeht.

Songhay-Reich Letztes der drei großen mittelalterlichen westsudanischen Großstaatenbildungen (→ Ghana-Reich, → Mali-Reich) am mittleren Niger mit Gao als Hauptstadt. Bedeutendes kulturelles Zentrum des Songhay-Reiches unter den Askia-Herrschern im 15./16. Jh. war die Stadt Timbuktu, das Gelehrtenzentrum des Westsudan. Die Invasion der Marokkaner 1591 führte zum Untergang des Reiches.

Stamm Allgemeine Bezeichnung für eine größere Sozialeinheit von Menschen gleicher Sprache und Kultur, die in einem bestimmten Gebiet leben und ein (oft auf angenommener gemeinsamer Abstammung basierendes) Zusammengehörigkeitsgefühl haben; kann, muß aber nicht eine politische Einheit bilden. Größe und Zusammenhalt schwanken beträchtlich; die Abgrenzung zwischen dem Stamm und seinen verschiedenen, im Alltag häufig weit wichtigeren Untergruppen (Stammesfraktionen, → Clans, → Lineages) ist häufig schwierig. Der allgemeinere Begriff → Ethnie wird häufig als Synonym verwendet.

Sudan Geographischer Begriff (nicht zu verwechseln mit der politischen Bezeichnung der Republik Sudan), stammt vom Arabischen *bilad-es-sudan* (›Land der Schwarzen‹) und bezeichnet die von Savannen bedeckte Landschaftszone zwischen dem Südrand der Wüste (→ Sahel) und dem tropischen Regenwald. Die Bevölkerung besteht im wesentlichen aus seßhaften negriden Bauern.

Torsade Großer, geflochtener Zentralzopf, der über den Mittelscheitel (→ Sagitallinie) gelegt wird.

Vollnomadismus Wirtschafts- und Lebensform von Viehzüchtern, die keinen oder nur geringen Bodenbau betreiben (Feldarbeit gilt als niedrig, wird im allgemeinen nur von Abhängigen betrieben) und mit ihren großen Herden (je nach Region Kamele oder Rinder, daneben Ziegen und/oder Schafe) nach Jahreszeiten bestimmte großräumige Wanderungen durchführen. Die Nomaden des Sahel haben eine strikt hierarchische Gesellschaftsstruktur (Adel, Freie, Abhängige), leben in transportablen Behausungen (Leder-, Matten- oder Baumwollzelte) und können meist auf eine kriegerische Tradition verweisen (manche Stämme beherrschten früher weite Teile der Sahara und zahlreiche Oasen in den angrenzenden Gebieten); die meisten bekennen sich zum Islam. Typische Vertreter: Tuareg, Mauren, Fulbe Wodaabe. → Halbnomadismus

Literaturverzeichnis

Ba, A. H./Dieterlen, G.: Koumen-texte initiatique des pasteurs Peul. Cahiers de l'Homme, Paris 1961

Baduel, C./Meillassoux, C.: Modes et codes de la coiffure ouest-africaine; in: L'Ethnographie, Nouvelle série, No 69, 1975, I, S. 11–59

Balandier, G./Maquet, J.: Dictionnaire des civilisations africaines. Paris 1968

Baumann, H.: Das doppelte Geschlecht. Ethnologische Studien zur Bisexualität in Ritus und Mythos. Berlin 1955

Beckwith, C./van Offelen, M.: Nomades du Niger. Paris 1983

Bernolles, J.: Permanence de la parure et du masque africain. Paris 1966

Bernus, E.: Touaregs nigériens. Paris 1981

Beuchelt, E.: Die Afrikaner und ihre Kulturen. Berlin 1981

Bodiel, T.: La coiffure et les bijoux qui lui sont assortis; in: Notes africaines, No. 45, 1950, S. 250–258

Boyer, G.: Un peuple de l'Ouest soudanais-les Diawara. I.F.A.N. Mémoire No 29, Dakar 1953

Brain, R.: The decorated body. New York 1979

Cole, H. M.: Vital arts in Northern Kenya; in: African Arts, 7, 1973/74, S. 12–23

Dieterlen, G.: Correspendances cosmo-biologiques chez les Soudanais; in: Journal de psychologie normale et pathologie, Le Havre, 3, 1950, S. 350–366

Dieterlen, G.: L'Image du corps et les composants de la personne chez les Dogons; in: Colloques Internationaux du CNRS No 544, ›La notion de personne en Afrique Noire‹, Paris, CNRS, 1973, S. 205–242

Diop, Ch.-A.: Histoire primitive de l'humanité: Evolution du monde noir; in: Bulletin I.F.A.N., Bd. XXIV, Série B, No. 3–4, 1962, S. 449–541

Dognin, R.: Sur trois ressorts du comportement Peul; in: Pastoralism in Tropical Africa, Ed. Monod, Th., International African Institute, London 1975, S. 298–321

Dupire, M.: Peuls Nomades. Paris 1962

Dupuis-Yakouba, A.-V.: Note sur la population de Tombouctou (castes et associations); in: Revue d'Ethnographie et de Sociologie, Paris 1910, S. 233–236

Ebin, V.: The body decorated. London 1979

Fisher, A.: Afrika im Schmuck. Köln 1984 (DuMont)

Friedrich, J. B.: Die Symbolik und Mythologie der Natur. Würzburg 1859

Frobenius, L.: Der Kopf als Schicksal. München 1923

Fuchs, P.: Das Antlitz der Afrikanerin, Stuttgart 1966

Fuchs, P.: Sudan. Wien 1977

Gabus, J.: Qualata et Gueimare des Nemadi. Rapport brut des missions ethnographiques en R.I.M. du 19. 12. 1975–29. 5. 1976, Neuchâtel 1981

Gabus, J.: Kunst der Wüste. Formen, Zeichen, Ornamente im Kunsthandwerk der Sahara-Völker. Olten/Freiburg i. B. 1959

Gabus, J.: Sahara. Bijoux et techniques. Neuchâtel 1982

Gallais, J.: Hommes du Sahel. Paris 1984

Gironcourt, G. de: La coiffure féminine chez les Sonrai de Gao; in: Missions de Gironcourt en Afrique Occidentale. Société de Géographie, Paris, 1920, S. 261–268

Griaule, M.: Role du silure Clarias Senegalensis dans la procréation au Soudan Français; in: Deutsche Akademie der Wissenschaften zu Berlin – Institut für Orientforschung 26, Afrikanische Studien, Berlin 1955, S. 299–311

Hallpike, C. R.: Social Hair; in: Man, N S 4, 1969, S. 256–264

Henry, J. Abbé: L'âme d'un peuple africain, les Bambara. Münster i. W. 1910

Hoffmann-Krayer, E. (Hrsg.) et al. : Handwörterbuch des Deutschen Aberglaubens, Bd. III. Berlin 1930/31

Hugot, H. J./Bruggmann, M.: Zehntausend Jahre Sahara. Luzern 1976

Koné, M.: Coiffures traditionelles et modernes au Mali. Bamako 1978

KRINGS, Th.: Sahel (Senegal, Mauretanien, Mali, Niger) – Islamische und schwarzafrikanische Kultur zwischen Atlantik und Tschadsee. Köln 1982 (DuMont-Kultur-Reiseführer).

LEACH, E. R.: Magical Hair; in: Journal of the Royal Anthropological Institute of Great Britain and Ireland, Bd. 88, 1958, London S. 147–164

MONTEIL, Ch.: Les Khassonké. Paris 1915

N'DIAYE, B.: Groupes ethniques au Mali. Bamako 1970

OLIVIER DE SARDAN, J.-P.: Les sociétés songhay-zarma (Niger-Mali). Paris 1984

PAULME, D./BROSSE, J.: Parures africaines. Paris 1956

PUIGAUDEAU DU, O.: Contribution à l'étude du symbolisme dans le décor mural et l'artisanat de Walata; in: Bulletin de l'IFAN, Bd. XIX, série B., No. 1–2, 1957, S. 137–183

PUIGAUDEAU DU, O.: Art et coutumes des Maures; in: Hespéris Tamuda, Vol. VIII, Fasc. unique, 1967, S. 111–196; Vol. IX, Fasc. 3, 1968, S. 329–427; Vol X, 1970, S. 16–30, Rabat

SAGAY, E.: African Hair-Styles of yesterday and today. London 1983

SCHERZ, A./SCHERZ, E. R. et al.: Frisuren, Kopfbedeckungen und Schmuck in Südwestafrika/ Namibia und Südangola. Windhoek 1981

SCHIFFERS, H. (Hrsg.): Die Sahara und ihre Randgebiete. II. Band (Humangeographie). IFO-Institut für Wirtschaftsforschung, München 1972

SCHWEEGER-HEFEL, A./STAUDE, W.: Die Kurumba von Lurum. Monographie eines Volkes aus Obervolta (Westafrika). Wien 1972

SOMOGYI, T.: Die Schejnen und die Prosten. Untersuchungen zum Schönheitsideal der Ostjuden in bezug auf Körper und Kleidung unter besonderer Berücksichtigung des Chassidismus. Kölner Ethnologische Studien, Bd. 2, Berlin 1982

TALBOT, A.: The peoples of Southern Nigeria. London 1926

Bild- und Quellennachweis

Farbfotos

Angela Fisher 1, 21
Beatrice Frehn 2–5, 8, 9, 11, 13–20
Thomas Krings Umschlagvorderseite, 6, 7, 10, 12

Schwarzweißfotos

Beatrice Frehn Frontispiz S. 2, Abb. 1–6, 10, 12–14, 22, 29, 38–62, Abb. S. 130
Thomas Krings Abb. 8, 20, 21, 34, 35, 37
Office du Tourisme, Bamako/Mali Abb. 7, 23, 36

Zeichnungen

Beuchelt, E.: Die Afrikaner und ihre Kulturen, Berlin 1981 Abb. 11
Boyer, G.: Un peuple de l'Ouest soudanais – les Diawara. Dakar 1953 Abb. 9
Thomas Krings Abb. 19
Schweeger-Hefel, A./ Staude, W.: Die Kurumba von Lurum. Monographie eines Volkes aus Obervolta (Westafrika). Wien 1972 Abb. 15–18.
Puigaudeau du, O.: Art et coutumes des Maures; in: Hespéris Tamuda, Vol. X, Rabat 1970 Abb. 24–28, 30–33

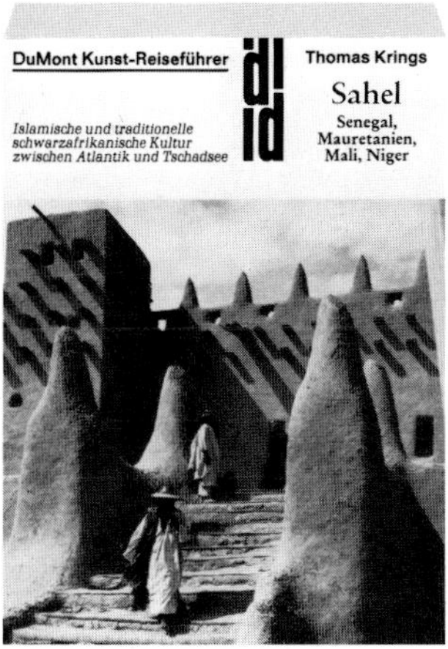

Senegal, Mauretanien, Mali, Niger

Islamische und traditionelle schwarzafrikanische Kultur zwischen Atlantik und Tschadsee

Von Thomas Krings. 430 Seiten mit 51 farbigen und 93 einfarbigen Abbildungen, 151 Zeichnungen, Karten und Plänen, 22 Seiten praktischen Reisehinweisen, Register, kartoniert (DuMont Kunst-Reiseführer)

»Der Band behandelt sämtliche Aspekte dieses alten, nahezu vergessenen Kulturraumes; er schildert die Gebirgsmassive von Air und Iforas, die weiten Steppen und Savannen, die Ströme Niger und Senegal. Darauf folgt die ethnologische Beschreibung verschiedener Sahel-Völker, die nomadischen Mauren, Tuareg und Teda sowie die teils viehzüchtenden, teils seßhaften sudanesischen Stämme Fulbe, Haussa, Dogon, Malinke und Mande. Detailliert vollzieht der Autor die historische Entwicklung von der Altsteinzeit bis zur Gegenwart. Religion, Architektur und Kunsthandwerk werden ebenso dargestellt wie bedeutende kulturelle Stätten, übersichtlich entlang von Reiserouten geordnet und ergänzt durch zahlreiche praktische Hinweise.«

Deutsch-Arabische Gesellschaft

DuMont Taschenbücher

Stand Frühjahr '86

Band 2 Horst W. und Dora Jane Janson
Malerei unserer Welt

Band 3
August Macke – Die Tunisreise

Band 4 Uwe M. Schneede
René Magritte

Band 6 Karin Thomas
DuMont's kleines Sachwörterbuch zur Kunst des 20. Jahrhunderts

Band 8 Christian Geelhaar
Paul Klee

Band 12 José Pierre
DuMont's kleines Lexikon des Surrealismus

Band 13 Joseph-Émile Muller
DuMont's kleines Lexikon des Expressionismus

Band 14 Jens Christian Jensen
Caspar David Friedrich

Band 15 Heijo Klein
DuMont's kleines Sachwörterbuch der Drucktechnik und grafischen Kunst

Band 18 Horst Richter
Geschichte der Malerei im 20. Jahrhundert

Band 23 Horst Keller
Marc Chagall

Band 25 Gabriele Sterner
Jugendstil

Band 26 Jens Christian Jensen
Carl Spitzweg

Band 27 Oto Bihalji-Merin
Die Malerei der Naiven

Band 29 Herbert Alexander Stützer
Die Etrusker und ihre Welt

Band 30 Johannes Pawlik (Hrsg.)
Malen lernen

Band 31 Jean Selz
DuMont's kleines Lexikon des Impressionismus

Band 32 Uwe M. Schneede
George Grosz

Band 33 Erwin Panofsky
Sinn und Deutung in der bildenden Kunst

Band 35 Evert van Uitert
Vincent van Gogh

Band 38 Ingeborg Tetzlaff
Romanische Kapitelle in Frankreich

Band 39 Joost Elffers (Hrsg.)
DuMont's Kopfzerbrecher
TANGRAM

Band 43 Karl Heinz Krons
Gestalten mit Papier

Band 44 Fritz Baumgart
DuMont's kleines Sachlexikon der Architektur

Band 45 Jens Christian Jensen
Philipp Otto Runge

Band 47 Paul Vogt
Der Blaue Reiter

Band 50 Conrad Fiedler
Schriften über Kunst

Band 52 Jörg Krichbaum/
Rein A. Zondergeld
DuMont's kleines Lexikon der Phantastischen Malerei

Band 54 Karin Thomas /Gerd de Vries
DuMont's Künstler-Lexikon von 1945 bis zur Gegenwart

Band 55 Kurt Schreiner
Kreatives Arbeiten mit Textilien

Band 56 Ingeborg Tetzlaff
Romanische Portale in Frankreich

Band 57 Götz Adriani
Toulouse-Lautrec und das Paris um 1900

Band 58 Hugo Schöttle
DuMont's Lexikon der Fotografie

Band 59 Hugo Munsterberg
Zen-Kunst

Band 60 Hans H. Hofstätter
Gustave Moreau

Band 61 Martin Schuster/Horst Beisl
Kunst-Psychologie

Band 63 Hans Neuhaus
Werken mit Ton

Band 65 Harald Küppers
Das Grundgesetz der Farbenlehre

Band 66 Sam Loyd/Martin Gardner (Hrsg.)
Mathematische Rätsel und Spiele

Band 67 Fritz Baumgart
»Blumen-Brueghel«

Band 69 Erich Burger
Norwegische Stabkirchen

Band 70 Ernst H. Gombrich
Kunst und Fortschritt

Band 71 José Pierre
DuMont's kleines Lexikon der Pop Art

Band 72 Michael Schuyt / Joost Elffers /
Peter Ferger
Rudolf Steiner und seine Architektur

Band 73 Gabriele Sterner
Barcelona: Antoni Gaudi

Band 74 Eckart Kleßmann
Die deutsche Romantik

Band 77 Wolfgang Hainke
Siebdruck

Band 78 Wilhelm Rüdiger
Die gotische Kathedrale

Band 80 Rainer Wick / Astrid Wick-Kmoch (Hrsg.)
Kunst-Soziologie

Band 81 Klaus Fischer
Erotik und Askese in Kult und Kunst der Inder

Band 83 Ekkehard Kaemmerling (Hrsg.)
Bildende Kunst als Zeichensystem 1

Band 84 Hermann Leber
Plastisches Gestalten

Band 85 Sam Loyd /Martin Gardner (Hrsg.)
Noch mehr Mathematische Rätsel und Spiele

Band 87 Hans Giffhorn
Kritik der Kunstpädagogik

Band 88 Thomas Walters (Hrsg.) / Gabriele Sterner
Jugendstil-Graphik

Band 89 Ingeborg Tetzlaff
Griechische Vasenbilder

Band 90 Ernesto Grassi
Die Theorie des Schönen in der Antike

Band 91 Hermann Leber
Aquarellieren lernen

Band 93 Joost Elffers / Michael Schuyt
Das Hexenspiel

Band 94 Kurt Schreiner
Puppen & Theater

Band 95 Karl Hennig
Japanische Gartenkunst

Band 96 Hans Gotthard Vierhuff
Die Neue Sachlichkeit

Band 98 Karl Clausberg
Kosmische Visionen

Band 99 Bernd Fischer
Wasserburgen im Münsterland

Band 100 Peter-T. Schulz
Der olle Hansen und seine Stimmungen

Band 101 Felix Freier
Fotografieren lernen – Sehen lernen

Band 103 Kurt Badt
Die Farbenlehre van Goghs

Band 104 Wilfried Hansmann
Die Apokalypse von Angers

Band 105 Rolf Hellmut Foerster
Das Barock-Schloß

Band 107 Joost Elffers / Michael Schuyt / Fred Leeman
Anamorphosen

Band 108 Götz Adriani / Winfried Konnertz / Karin Thomas
Joseph Beuys

Band 109 Bernd Fischer
Hanse-Städte

Band 110 Günter Spitzing
Das indonesische Schattenspiel

Band 111 Gerd Presler
L'Art Brut

Band 112 Alexander Adrion
Die Kunst zu zaubern

Band 113 Jan Bialostocki
Stil und Ikonographie

Band 114 Peter-T. Schulz
Der Kuckuck und der Esel

Band 115 Angelika Hofmann
Ton – Finden, Formen, Brennen

Band 116 Sara Champion
DuMont's Lexikon archäologischer Fachbegriffe und Techniken

Band 117 Rosario Assunto
Die Theorie des Schönen im Mittelalter

Band 119 Joachim Petsch
Geschichte des Auto-Design

Band 120 Gabriele Grünebaum
Buntpapier

Band 121 Renate Berger
Malerinnen auf dem Weg ins 20. Jahrhundert

Band 122 Horst Schmidt-Brümmer
Wandmalerei zwischen Reklamekunst, Phantasie und Protest

Band 123 Fritz Winzer
DuMont's Lexikon der Möbelkunde

Band 124 Walter Dohmen
Die Lithographie

Band 125 Ulrich Vielmuth / Pierre Kandorfer (Hrsg.)
Fachwort-Lexikon Film · Fernsehen · Video

Band 126 Christian Kellerer
Der Sprung ins Leere

Band 127 Peter-T. Schulz
Rapunzel

Band 128 Lu Bro
Wie lerne ich Zeichnen

Band 129 Manfred Koch-Hillebrecht
Die moderne Kunst

Band 130 Bettina Gruber / Maria Vedder
DuMont's Handbuch der Video-Praxis

Band 131 Anneliese und Peter Keilhauer
Die Bildsprache des Hinduismus

Band 132 Reinhard Merker
Die bildenden Künste im Nationalsozialismus

Band 133 Barbara Salberg-Steinhardt
Die Schrift:
Geschichte – Gestaltung – Anwendung

Band 134 Götz Pochat
Der Symbolbegriff in der Ästhetik und Kunstwissenschaft

Band 135 Karlheinz Schüssler
Die ägyptischen Pyramiden

Band 136 Rainer Harjes
Handbuch zur Praxis des Freien Theaters

Band 137 Nikolaus Pevsner
Wegbereiter moderner Formgebung

Band 139 Peter-T. Schulz
Guten Tag! Eine Gulliver-Geschichte

Band 140 Horst Schmidt-Brümmer
Alternative Architektur

Band 141 Herbert Alexander Stützer
Die Kunst der römischen Katakomben

Band 142 Rudolf Wittkower
Allegorie und der Wandel der Symbole in Antike und Renaissance

Band 143 Martin Warnke (Hrsg.)
Politische Architektur

Band 144 Miriam Magall
Kleine Geschichte der jüdischen Kunst

Band 145 James F. Fixx
Rätsel und Denkspiele mit Seitensprung

Band 146 Rose-Marie und Rainer Hagen
Meisterwerke europäischer Kunst
als Dokumente ihrer Zeit erklärt

Band 147 Astrid und Joachim Knuf
Amulette und Talismane

Band 148 Renée Violet
Kleine Geschichte der japanischen Kunst

Band 149 Lawrence Treat
Detektive auf dem Glatteis

Band 150 Alexandra Lavizzari-Raeuber
Thangkas Rollbilder aus dem Himalaya

Band 151 Hartmut Kraft
Psychoanalyse, Kunst und Kreativität heute

Band 152 Peter F. Dunkel
Schattenfiguren – Schattenspiel

Band 153 Ingeborg Ebeling
Masken und Maskierung

Band 154 Hans Biedermann
Höhlenkunst der Eiszeit

Band 155 Ulrich Namislow
Oktagram

Band 156 Herbert Alexander Stützer
Kleine Geschichte der römischen Kunst

Band 157 Paul Maenz
Die 50er Jahre

Band 158 Jack B. Rochester / John Gantz
Der nackte Computer

Band 159 Anita Rolf
Kleine Geschichte der chinesischen Kunst

Band 160 Felix Freier / Norbert Sarrazin
Fotos: Selbst entwickeln – Selbst vergrößern

Band 161 Wilhelm Fraenger
Von Bosch bis Beckmann

Band 163 Harald Küppers
Die Farbenlehre der Fernseh-, Foto- und Drucktechnik

Band 164 Nora Gallagher
Wohnzimmerspiele – alt und neu

Band 165 Renate Berger / Daniela Hammer-Tugendhat (Hrsg.)
Der Garten der Lüste

Band 166 Karl Graak
Künstler-Spielkarten des 20. Jahrhunderts

Band 167 Eckhard Neumann (Hrsg.)
Bauhaus und Bauhäusler

Band 168 Alan Robbins
Das Geheimnis des Goldenen Jaguar

Band 169 Wolfgang Kemp (Hrsg.)
Der Betrachter ist im Bild

Band 170 Hans Sedlmayr
Die Revolution der modernen Kunst

Band 171 Ernst H. Gombrich
Eine kurze Weltgeschichte für junge Leser

Band 172 Peter Schickele
Die endgültige Biographie des P. D. Q. Bach

Band 173 Eve-Marie Helm
555 Teekessel

Band 174 Abbie Salny/Marvin Grosswirth m. d. Mitgliedern von Mensa
Wer ist ein Genie?

Band 175 Beatrice Frehn/Thomas Krings
Afrikanische Frisuren

Band 176 Bazon Brock
Avantgarde ist nur das, was zwingt, neue Traditionen aufzubauen

Im April 1986 erscheinen:

Band 177 Vittorio Lampugnani
Architektur als Kultur

Band 178 Michael Koulen
Go

Band 179 Ingeborg Kappler
Gestalten mit Sand